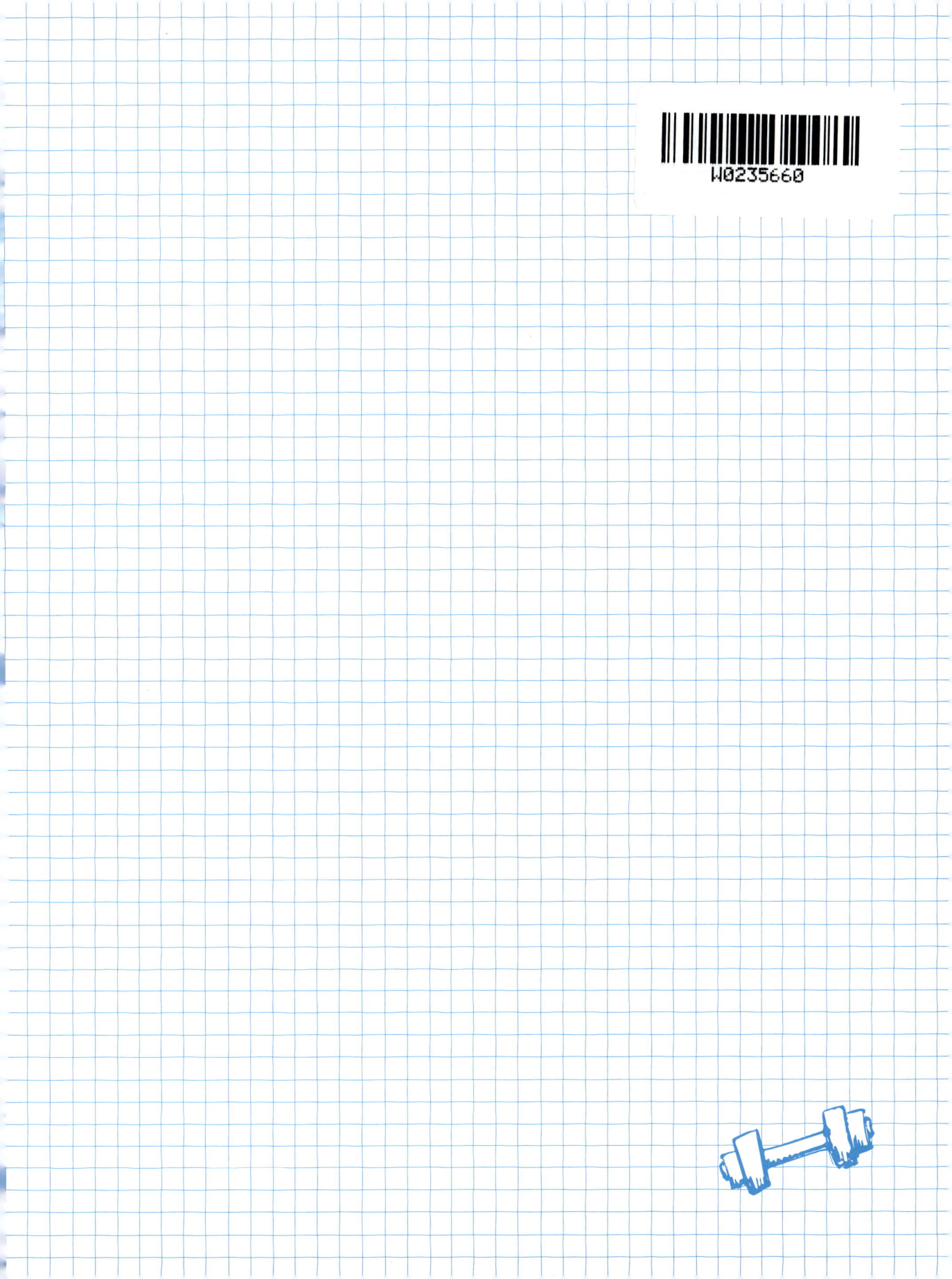

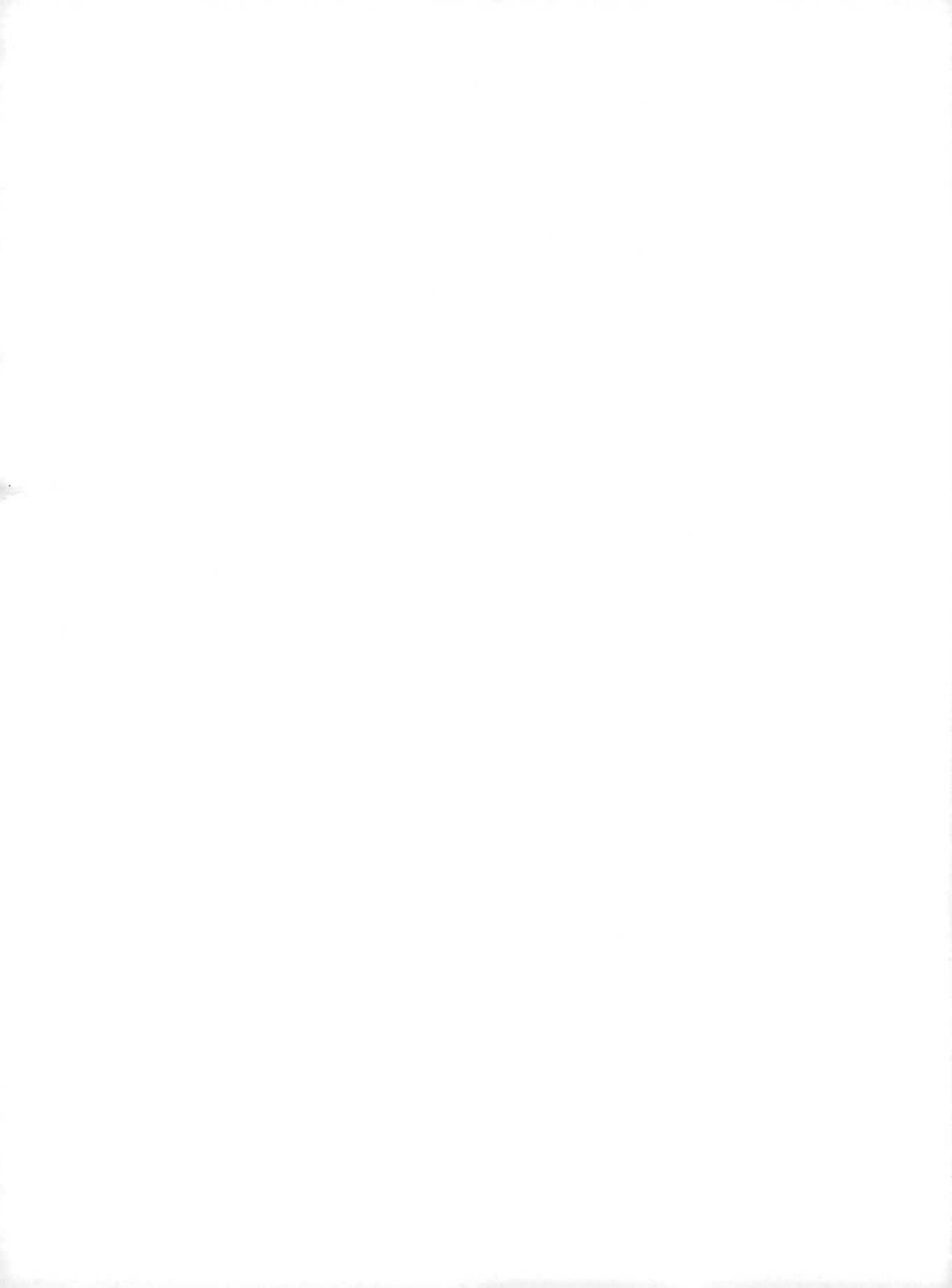

Fit im
HOME-OFFICE

Zusätzliche Übungen als Online-Videos

Ergänzend zu den Übungen im Buch haben wir für dich 14 kurze Workouts als Online-Videos zusammengestellt. Die Workouts dauern jeweils ca. 7 bis 15 Minuten und sind eine ideale Abwechslung zu den Workouts im Buch. Gerade für Home-Fitness-Einsteiger:innen ist es manchmal leichter, die Bewegungsabläufe zu sehen. Oder du hast an manchen Tagen vielleicht einfach mehr Lust auf ein Video. Weitere Infos zu den Videos findest du auf S. 126. Viel Spaß beim Mitmachen!

Die Videos findest du unter folgendem QR-Code und Link: **http://more4u.online/KzD**

Fit im
HOME-OFFICE

HERZLICH
WILLKOMMEN!

Los geht's!

Lass uns mit einer Frage beginnen: Warum hast du dieses Buch gekauft? Oder wenn du es geschenkt bekommen hast: Worauf freust du dich jetzt? Schreibe hier deine Ziele und Wünsche auf:

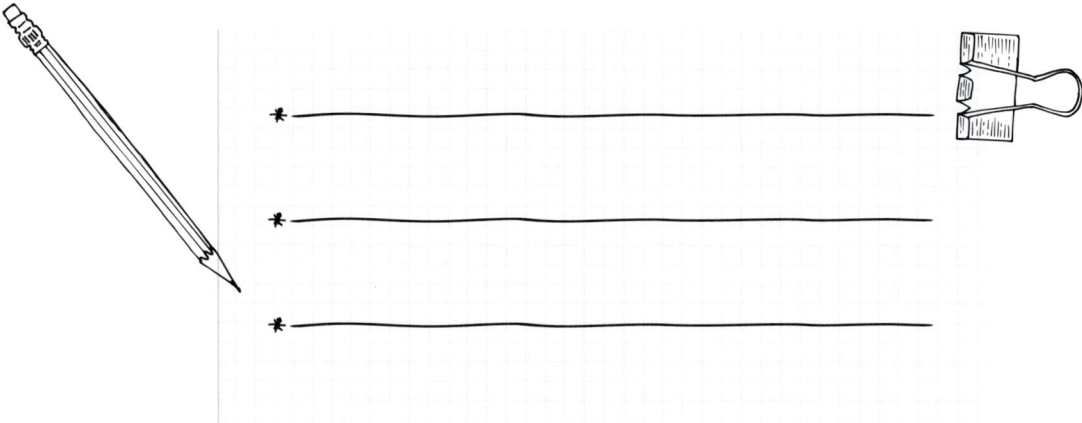

Vermutlich hast du etwas in der Art aufgeschrieben: mehr Bewegung, fitter werden oder fit bleiben, nicht so viel sitzen, abnehmen, Muskulatur stärken, Rückenschmerzen bekämpfen, gesünder leben, einfache Übungen für zwischendurch lernen … Und damit bist du hier genau richtig!

Offenbar gehörst auch du zu den mehr als 50 Prozent der Berufstätigen in der EU, die im Sitzen arbeiten. Hier sind sich zur Abwechslung mal alle Wissenschaftler einig: Langes Sitzen ist nicht gesund, denn unser ganzes System schaltet im Sitzen auf Sparflamme. Viele kleine und größere Leiden können die Folge sein. Vielleicht kommt dir einiges aus der nachfolgenden Liste bekannt vor? Rückenschmerzen, Verspannungen, Haltungsschäden, Kopfweh, Übergewicht, trockene Augen, Schwindel, steife Glieder, schlechte Beweglichkeit, schwache Muskeln, hoher Blutdruck, schlechte Laune oder gar Depressionen, Verstopfung, Gelenkschäden, Diabetes, …

Was tun? Nun, es gilt ebenfalls als wissenschaftlich belegt, dass das Mittel zur Vorbeugung und Behandlung all dieser Probleme der Sport ist. Sport in der Freizeit, aber noch wichtiger: ein bisschen Bewegung zwischendurch während der Arbeitszeit.

Und jetzt kommt's! Wenn du im Home-Office arbeitest – egal, ob schon lange oder erst seit Kurzem, ob dauerhaft oder zeitweise –, hast du den Jackpot erwischt! Denn die Möglichkeiten, dich zwischendurch zu bewegen, sind daheim viel größer als im Büro. Klar kannst du auch dort mal die Schultern kreisen lassen. Aber spätestens, wenn du mitten am Vormittag im Büro die Yogamatte neben deinem Schreibtisch ausrollst, könntest du dann doch fragende Blicke ernten ...

Im Home-Office bist du hingegen – jedenfalls außerhalb von Videokonferenzen – meistens unbeobachtet, und kannst dir zudem häufig deine Zeit etwas freier einteilen als im Büro. Da erscheint es doch durchaus möglich, dich zwischendurch sportlich zu betätigen, oder? Vielleicht sogar die ganze Zeit eine Jogginghose zu tragen ... sieht ja keiner!

Beim Arbeiten im Home-Office bieten sich vier Arten der Bewegungspause an – sie alle kommen in diesem Buch vor:

- einzelne Zwischendurch-Übungen, für die du nur kurz aufstehen musst, und die dazu da sind, deinen Kopf mal abzuschalten, einzelne Körperpartien zu lockern oder dich kurz auszupowern.

- kompakte Mini-Workouts (Rücken, Bauch-Beine-Po, einfache Yogaflows), für die es sich schon lohnt, Sportklamotten überzustreifen und eine Matte auszubreiten. In diesem Buch dauern sie jeweils ca. 10 Minuten.

- Bewegung an der frischen Luft, die eine halbe Stunde oder mehr in Anspruch nimmt (morgens/in der Pause/abends). Dazu findest du hier u.a. Tipps zum Spazierengehen, Walken und Laufen.

- Haushaltsworkouts, bei denen du zeitsparend gleich ein paar Dinge im Haushalt erledigt bekommst. Die sind durchaus nicht zu unterschätzen – mache die Übungen auf S. 120–123 und du wirst sehen, welchen Muskelkater dir ein einfaches Staubtuch bereiten kann!

Damit du zukünftig rundum gesünder arbeitest, findest du als Ergänzung zum Sportprogramm noch diverse weitere Home-Office-Tipps im Buch: von SOS-Übungen gegen Verspannungen über Tipps zum optimalen Arbeitsplatz, zur Entspannung und zu gesunder Ernährung. Hinten kannst du zudem eigene Ideen, Zeitpläne oder Lieblings-Workout-Zusammenstellungen notieren.

Jede Minute mehr Bewegung tut deinem Körper gut! Wenn du einmal zweifelst, keine Lust hast oder dich nicht motivieren kannst, schlage diese erste Seite wieder auf und lies, was du oben aufgeschrieben hast. Denk daran, warum du das hier durchziehen willst. Und weiter geht's! Also, worauf wartest du noch?

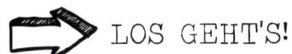 LOS GEHT'S!

INHALT

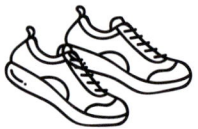

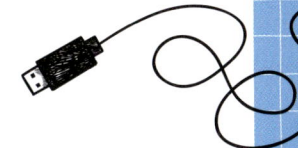

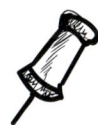

WARUM SICH *SPORT* IM HOME-OFFICE LOHNT

Deshalb!

Sportliche Betätigung lohnt sich immer und in jedem Büro, nicht nur im Home-Office. Aber dort ganz besonders, denn:

Viele Menschen bewegen sich durch das Home-Office noch weniger als sonst. Achte in den nächsten Tagen mal verstärkt darauf! Vielleicht geht es dir ähnlich:

✱ Der Arbeitsweg zu Fuß oder mit dem Rad fällt weg, außerdem viele kleine Wege im Büro – zur Teeküche, zur Kollegin, zum Kopierer im dritten Stock ...

✱ Bei Video- und Telefonkonferenzen sitzt man oft stiller, als man es im Konferenzraum täte, wo einen keine Kamera erfassen muss und kein Headsetkabel den Bewegungsradius einschränkt.

✱ Viele Menschen haben im Home-Office mehr Ruhe und arbeiten konzentriert lange Zeit am Stück in fast gleichbleibender Haltung. Prima für die Effizienz, schlecht für den Körper.

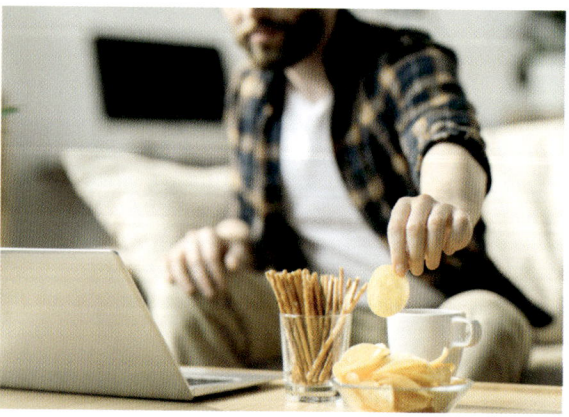

Auch deshalb ist Sport im Home-Office lohnend:

✱ Der heimische Arbeitsplatz ist oft improvisiert, nicht ideal ausgestattet und alles andere als ergonomisch gestaltet, weswegen regelmäßige Bewegung umso wichtiger ist.

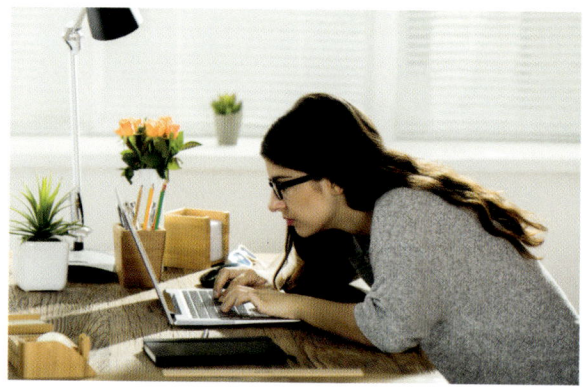

✱ Mit etwas Sport werden Körper und Gehirn besser durchblutet und mit Sauerstoff versorgt – du fühlst dich besser und kriegst mehr geschafft: win-win!

✱ Zu Hause ist die Gefahr größer, zuzunehmen: Du isst mehr und häufiger, weil dir keiner dabei zuschaut, der eigene, gut gefüllte Kühlschrank gleich nebenan ist und der Lieferdienst nur ein paar Klicks entfernt. Umso wichtiger, den Stoffwechsel nicht ganz einschlafen zu lassen!

✱ Du kommst mal raus! Outdoor-Sportpausen helfen gegen den „Lagerkoller".

MATTE, *ROLLE* UND CO.

Home-Equipment

FÜR DIE ÜBUNGEN UND WORKOUTS IM BUCH BRAUCHST DU:

STUHL

Klar, du sitzt bereits auf einem. Und einige Übungen kannst und darfst du sogar darauf sitzend ausführen. Für eine sichere und kontrollierte Bewegungsausführung ist für manche Übungen jedoch ein stabiler, nicht dreh- und rollbarer Stuhl hilfreich. Die Lehne sollte hoch genug sein, dass die Hände bei gestrecktem Rücken ohne Schwierigkeiten darauf abgelegt werden können.

MASSAGEBÄLLE

Um bei Verspannungen an tieferliegende Schmerzpunkte oder Verhärtungen zu gelangen, sind sogenannte „Triggerbälle" aus dem Faszientraining hilfreich. Es eignen sich aber, der Größe entsprechend, auch Tennis- oder härtere Gummibälle.

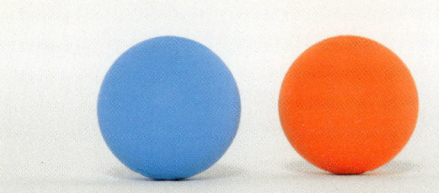

FASZIENROLLE

Wenn du nicht gerade ein Dauer-Abo bei einem Masseur oder Physiotherapeuten hast, verschaffst du dir mit einer Faszienrolle die Möglichkeit, verklebte Faszien und verspannte Muskulatur bis zu einem gewissen Grad selbst zu behandeln und massieren. Du kannst die Selbstmassage mit der Rolle auch präventiv oder zum Aufwärmen anwenden. Probiere die Rolle am besten im Sportgeschäft aus, um den für dich richtigen Härtegrad zu finden!

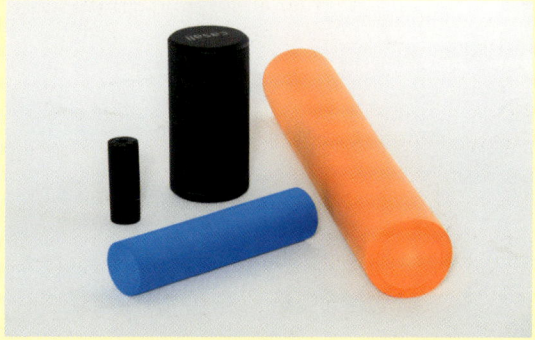

MATTE

Für Übungen im Liegen solltest du eine Matte, z. B. eine Yogamatte, bereithalten.

Tipp

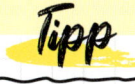

Der Einsatz von Gewichten, beispielsweise in Form von Gewichtsmanschetten, Hanteln oder einfach gefüllten 0,5-l-PET-Wasserflaschen, führt zu einem noch effektiveren Training der Arm-, Schulter- und Rückenmuskulatur. Dies ist eine gute erste Möglichkeit, dein Training ohne mehr Zeitaufwand intensiver zu gestalten.

DER *GESUNDE, GUT ORGANISIERTE* ARBEITSPLATZ

Die besten Tipps

Willst du dauerhaft zu Hause arbeiten, solltest du dir ein paar Gedanken zur Ausstattung deines Mini-Büros machen:

✳ Verabschiede dich vom improvisierten Platz am Küchentisch. Wenn du produktiv arbeiten willst, sollte sich dein „Office" auch danach an- fühlen – „eine seriöse, reizarme Umgebung, in der man selber seriös wird", schrieb einmal die SZ dazu. Wer kein Arbeitszimmer hat, schafft sich Platz im Wohnzimmer/Schlafzimmer/ Flur/Abstellraum und wählt aus den vielen schlauen, platzsparenden Büromöbeln aus, die es heute gibt: Stehpult, Mini-Sekretär zum Klappen, Anlehn-Pult, Klapptisch, der in ein Wandregal eingehängt wird, ...

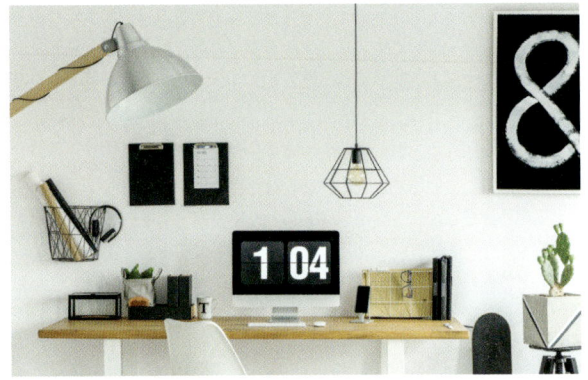

✳ Verstaue deine Utensilien griffbereit in Ablagen, Kistchen, einer mobilen Schubladeneinheit, Kartons oder Körben. Nutze die Chance und finde heraus, mit wie wenig Material du am Arbeitsplatz auskommst!

✳ Investiere in einen guten, ergonomischen Büro- stuhl, der sich deinem Körper anpasst, etwas federt und sich auf die richtige Bildschirmhöhe einstellen lässt (siehe S. 11). Wenn du den hast, kann dein Tisch auch ein alter Balkontisch sein!

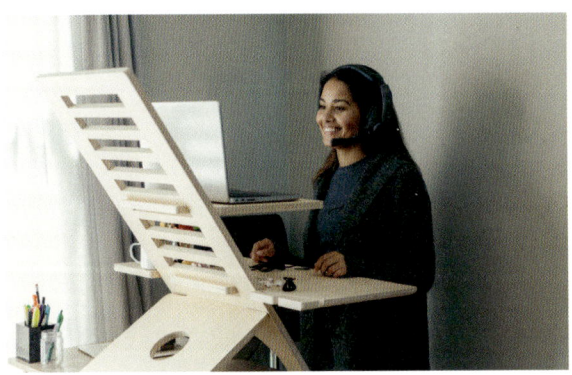

✳ Supergut für deinen Körper ist es, während der Arbeit abwechselnd zu stehen und zu sitzen. Perfekt dafür ist ein verstellbarer Aufsatz für deinen Tisch: So kannst du zwischendurch ste- hen und dein Laptop ist immer in der richtigen Höhe.

✳ Eine gute Beleuchtung macht viel aus. Die Lampe sollte (bei Rechtshändern) vorn links auf dem Tisch stehen, flexibel sein und deine Hände nicht diffus, sondern gezielt beleuchten. Für die Konzentration ist weißes oder bläu- liches Licht am besten, kein gelbliches.

WIE DU BEIM ARBEITEN
AM BESTEN SITZT

Am allerbesten ist es, beim Arbeiten auch mal zu stehen oder zu gehen und die Sitzhaltungen und Sitzgelegenheiten zu wechseln (siehe S. 32/33).

FÜR DAS SITZEN AUF DEM BÜROSTUHL GILT:

✱ Du sitzt richtig, wenn du zu jeder Zeit mit geradem Rücken hinten angelehnt bist, die ganze Sitzfläche ausnutzt und dein Becken leicht nach vorn kippst (das geschieht dann meist automatisch).

✱ Deine Arme sollten locker auf dem Tisch liegen und etwa 90–100 Grad angewinkelt sein. Nicht lang ausstrecken! Armlehnen am Stuhl sind nützlich zum Ausruhen der Arme.

✱ Die Füße sollten fest auf dem Boden stehen, die Oberschenkel nach vorn leicht abfallen. Das entlastet den unteren Rücken und das Steißbein.

✱ Schaust du gerade nach vorn, solltest du bequem die oberste Zeile auf dem Bildschirm erkennen können.

✱ Kontrolliere immer mal wieder bewusst deine Haltung. Dazu hilft eine Gedächtnisstütze wie ein Klebezettel oder Plakat, auf dem so etwas wie „Haltung?" steht. Sacke nicht in dich zusammen, sonst nimmst du dir den Raum zum Atmen.

✱ Verharren deine Hände und Arme zu lange in derselben Haltung, mache gegen Steifheit und „Mausarm" alle halbe Stunde eine „Ausgleichsbewegung" in die andere Richtung.

richtig sitzen

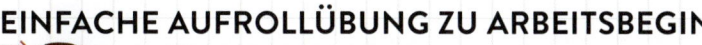

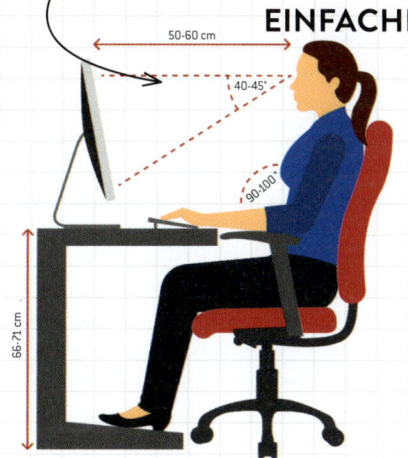

EINFACHE AUFROLLÜBUNG ZU ARBEITSBEGIN

So sitzt du aufrecht, aber locker – Nacken- und Schulterschmerzen haben keine Chance!

✱ Du sitzt auf deinem Stuhl und klappst den Oberkörper nach vorn, bis er fast auf deinen Beinen liegt. Verharre kurz und spüre die Dehnung deiner Wirbelsäule. Dann rollst du dich langsam Wirbel für Wirbel wieder auf. Mach das dreimal.

✱ Willst du dich zwischendurch lockern, mache die Übung im Stehen: siehe dazu die Nacken- und Schulterübungen auf S. 44/45. Dreimal wiederholen. Macht frisch!

50-60 cm
40-45°
90-100°
66-71 cm

DEINE ZIELE,
DEINE MÖGLICHKEITEN

Jeder kann Sport machen!

E gal, ob wir schon mal im Fitnessstudio oder bisher totale Couch-Potatoes waren, egal, wie wenig Zeit wir haben: Für jede:n von uns gibt es Möglichkeiten, sich durch Bewegung allgemein besser zu fühlen und/oder erfolgreich individuelle Sport- und Körperziele zu erreichen. Nur den Weg dahin muss jede:r für sich selbst finden.

Die vergleichsweise hohe Flexibilität, die dir das Home-Office ermöglicht, bietet dir gute Bedingungen, um herauszufinden, welche Sportarten zu dir passen, wie oft, wie lange und wann du am besten Sport machen kannst und – ganz wichtig für die

Motivation! – was du damit erreichen willst. Auf der nächsten Seite findest du einige Zielvorschläge.

Welcher Sport und wie oft? Generell gibt es wissenschaftlich anerkannte Mindestempfehlungen, wie viele und welche körperlichen Aktivitäten für Erwachsene optimal wären. 2016 wurden sie für Deutschland erstmals in einer Schrift zusammengefasst, den „Nationalen Empfehlungen für Bewegung und Bewegungsförderung". Die kannst du auf der Website des Bundesgesundheitsministeriums sogar kostenlos herunterladen. Hier mal ein kleiner Auszug für eine erste Orientierung:

* Erwachsene sollten möglichst mindestens 150 Minuten/Woche aerobe körperliche Aktivität mit moderater Intensität durchführen (z. B. 5 x 30 Minuten/Woche) oder mindestens 75 Minuten/Woche eine solche Aktivität mit höherer Intensität oder beide Intensitäten kombiniert. Sie können dabei die Gesamtaktivität in mindestens 10-minütigen einzelnen Einheiten verteilt über Tag und Woche sammeln (z. B. mind. 3 x 10 Minuten/Tag an fünf Tagen einer Woche).

* Erwachsene sollten zusätzlich muskelkräftigende körperliche Aktivitäten an mindestens zwei Tagen pro Woche durchführen.

* Erwachsene sollten lange, ununterbrochene Sitzphasen meiden und nach Möglichkeit das Sitzen regelmäßig mit körperlicher Aktivität unterbrechen.

* Erwachsene können weitere Gesundheitseffekte erzielen, wenn sie den Umfang und/oder die Intensität der Bewegung über die Mindestempfehlungen hinaus weiter steigern.

P uh, 150 Minuten oder 5 x 30 Minuten pro Woche, das klingt erst mal viel, oder? Aber „10-minütige Einheiten" – vielleicht ist das doch nicht so schlimm? Und zufällig auch noch genau das, was wir im Home-Office machen wollen. Denn es ist ebenfalls erwiesen, dass kürzere Bewe-

gungseinheiten zwischendurch besser gegen die schlechten Effekte des langen Sitzens helfen, als wenn man erst joggen geht, dann aber acht Stunden unbeweglich sitzt. Joggen gehen kannst du natürlich trotzdem!

NUN HALTE KURZ INNE UND NOTIERE
DIR DEINE ZIELE UND MÖGLICHKEITEN:

Möchtest du ...

... einfach nur beweglich bleiben und Rückenschmerzen vorbeugen? Dann sind kleine Einheiten mit einfachen Übungen, die viele Muskelgruppen ansprechen, sowie Dehnungen zwischendurch optimal für dich.

... dich zum Ausgleich abreagieren, den Kopf wieder freibekommen? Für dich sind Auspower-Übungen ideal, außerdem viel frische Luft und Natur (kann auch städtische Natur sein). Gute Anschaffungen: Fitness-Trampolin, Boxsack, Sport-Hula-Hoop-Reifen, Springseil.

... abnehmen? Da musst du zusätzlich auf jeden Fall beim Essen ansetzen (siehe auch Tipps S. 80–83); außerdem solltest du mehrmals pro Woche Ausdauertraining machen – am besten morgens, dann wird mehr Fett verbrannt. Kraftübungen sind auch gut, denn starke Muskeln verbrennen mehr Energie!

... so richtig fit werden? Dann mache alles aus den ersten drei Punkten und halte dich dazu an einen Trainingsplan (gibt es in Büchern und im Internet). Wichtig ist dabei nämlich, dass es eine Steigerung gibt und dass du auch Zeit zur Regeneration einplanst.

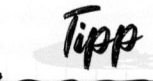

Tipp

Bedenke dabei: Wie viel Zeit kannst du realistisch für den Sport aufwenden, und wie groß ist dein „innerer Schweinehund" zu welcher Tageszeit? Sei ehrlich mit dir selbst, nimm dir nicht zu viel vor, du kannst dich später immer noch steigern. Und plane vor allem keinen Sport zu einer Tageszeit ein, in der du dich aller Wahrscheinlichkeit nach kaum je dazu aufraffen kannst.

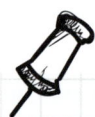

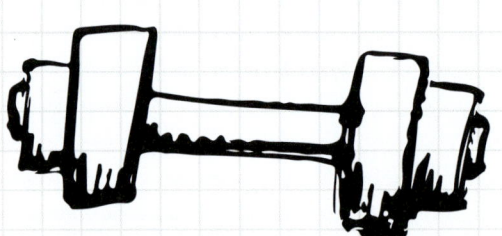

Das beste
PROJEKT,
an dem du **JEMALS**
ARBEITEN wirst,
bist ♡
du selbst.

SPORT IM ALLTAG

So klappt's

Du hast deine Ziele und Möglichkeiten durchdacht und notiert? Wunderbar, dann geht es jetzt an die Umsetzung! So bleibst du motiviert am Ball:

✳ Die wichtigste Regel lautet: **Routine, Routine, Routine!** Überleg dir feste Zeiten und setze dir Termine. Nur dann musst du nicht jeden Tag aufs Neue entscheiden, ob und wann du Sport machst, und es wird dir viel leichter fallen, aktiv zu werden.

✳ Besonders, wenn du Sport-Zeiten für längere Einheiten einhalten willst: Plane sie vorher (z. B. für die ganze Woche oder am Abend zuvor) als **wichtige feste** Termine ein, die du in all deine Kalender einträgst. Das hilft auch bei der Strukturierung des Tages, die ja im Home-Office manchmal leidet.

✳ Für die Einzelübungen brauchst du keine festen Termine (es sei denn, du bist ein ganz harter Workaholic und/oder Sportmuffel), aber trotzdem einen Plan: Mach sie z. B. immer, wenn du gerade eine (Teil-)Aufgabe abgeschlossen hast. Oder du stellst dir einen Wecker, z. B. ca. jede zweite Stunde.

✳ Vielleicht bieten sich bei dir bestimmte Wochentage für längere Einheiten besonders an? So à la: „Mittwochs sind die Kinder früher aus dem Haus, Freitag habe ich erst um 10 die

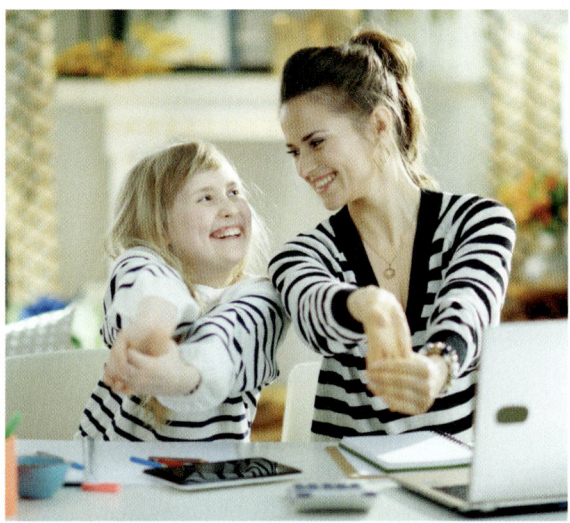

Familie zu Hause? Animiere sie zum Mitmachen!

erste Videokonferenz, Donnerstag mache ich 1 Stunde Mittagspausensport und arbeite dafür abends noch eine Stunde, …"

✳ Mach lieber 10 Minuten als gar nichts. Jedes Workout zählt! Wenn du genug Platz hast, breite deine Matte dauerhaft aus. Dann kannst du jederzeit anfangen – eine Hürde weniger.

Tipp

✳ Ziele wie „allgemein fitter werden" sind manchmal etwas abstrakt und das große Ziel scheint besonders in Stressphasen in weiter Ferne. Leg dir daher Zwischenetappen oder Wochenziele fest, z.B. „Am Ende der Woche möchte ich zweimal draußen Sport gemacht haben" oder „Diese Woche mache ich jeden Tag meine Rückenübungen!"

MOTIVATION IST ALLES

Die besten Tipps

Für die Motivation ist Spaß das Allerbeste! Was dir bei den Übungen noch mehr Spaß und Motivation bringen kann: neue Sportklamotten oder eine extra weiche neue Yogamatte, rhythmische Lieblingsmusik, das Ganze nach draußen verlegen, dir zur Belohnung auch mal ein Stück Schokolade gönnen - und natürlich die folgenden Tipps!

TEAMWORK MAKES THE DREAM WORK:

Such dir einen Freund, eine Freundin oder Kolleg:innen, die mit dir zusammen das Projekt „Fit im Home-Office" durchziehen.

☐ Macht euch einen gemeinsamen Trainingsplan und schickt euch Statusupdates oder Beweis-Sportselfies.

☐ Zieht zusammen per Videoschalte ein 10-Minuten-Workout durch; dabei könnt ihr auch gleich ein wenig quatschen.

☐ Selbst manche beruflichen Besprechungen lassen sich sportlich gestalten - Brainstorming und Kniebeugen passen hervorragend zusammen, meinst du nicht? Da kommen Gedanken UND Körper in Schwung!

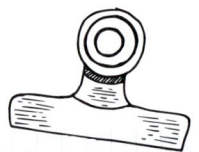

Zur Motivation kannst du auch

1.) die Seiten mit den entsprechenden Übungen aus dem Buch kopieren und gut sichtbar aufhängen, dann weißt du immer genau, was du machen musst.
2.) motivierende Bilder und Sprüche – z. B. die aus diesem Buch – aufhängen, die dich pushen werden.

VORTEILE 1

Vorteile einer längeren Trainingseinheit vor dem Frühstück:
Du verbrennst mehr Kalorien, hast das gute Gefühl, schon etwas getan zu haben, und nutzt den Schwung für den Tag. Bonus: Bei der ersten Videokonferenz am Morgen siehst du rosig, gesund und wach aus!

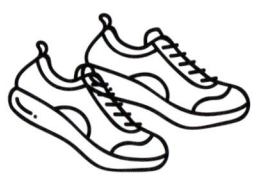

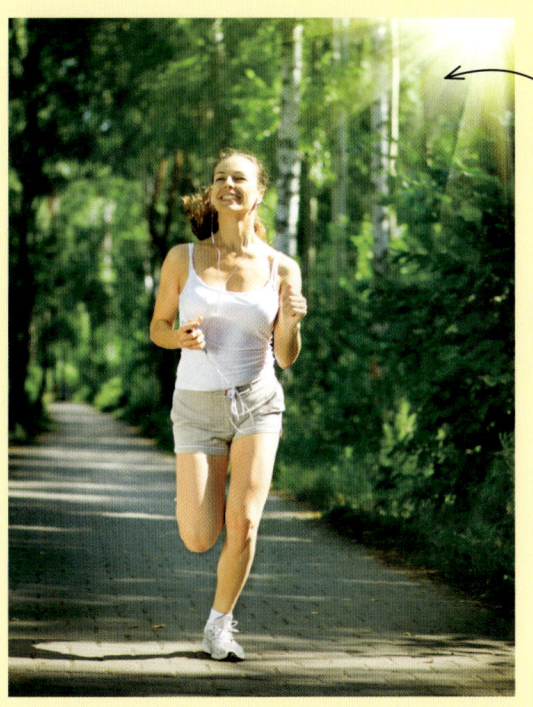

VORTEILE 2

Vorteile einer Mittags-Trainingseinheit an der frischen Luft: Du kannst aufgestaute Energie abbauen und gerätst nicht in ein Mittagstief. Du bekommst den Kopf frei, wodurch dir oft sogar gute (oder dringende, vergessene …) Dinge fürs Arbeiten (wieder) einfallen.

VORTEILE 3

Vorteile einer Sporteinheit am Abend: Sie ist super zum Durchlockern und Runterkommen nach einem langen Arbeitstag und ein gutes „Scharnier" zwischen Arbeitsplatz und Freizeitleben – diese Trennung kommt ja im Home-Office manchmal zu kurz.

Belohne dich!

Wenn du möchtest, kannst du deinen Trainingsplan mit einem Punktesystem kombinieren. Plane deine Sporteinheiten für die nächste Woche vor und vergib eine Punktzahl dafür, z. B. 1 Punkt pro Zwischenübung, 5 Punkte für ein 10-Minuten-Workout, 20 Punkte für 30 Minuten Joggen usw. Setz dir ein Ziel, z. B. 100 Punkte pro Woche. Häng den Plan gut sichtbar auf. Ob du dann eine Strichliste führst, Smileys malst oder Klebepunkte aufklebst, ist deiner Kreativität überlassen. **Viel wichtiger ist:** Überleg dir vorab eine schöne Belohnung, die du dir gönnst, wenn du ein Punkteziel erreicht hast! Eine Pause mit Musik? Einen Blumenstrauß? Eine Leckerei? Vielleicht

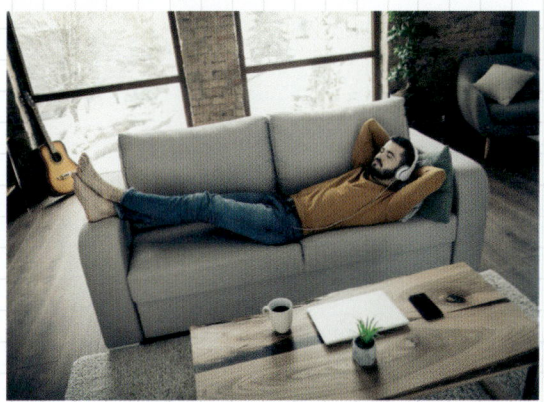

Er darf sich heute eine Auszeit gönnen.

gibt es ja sogar eine noch tollere Belohnung, wenn du zwei Wochen nacheinander 100 Punkte sammelst …?

FITNESS-SNACKS FÜR ZWISCHENDURCH

Einzelübungen

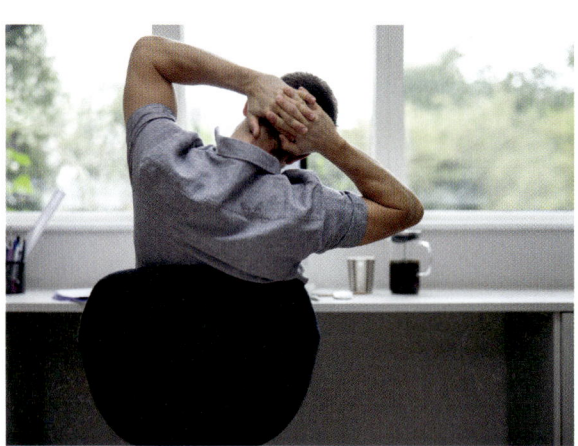

A uf den nächsten Seiten findest du verschiedene Einzelübungen für Cardio, Kraft, Mobilisation und Stretching. Du kannst sie zwischen einem Telefonat und dem nächsten einschieben, nach einer langen Videokonferenz oder einfach nach langem Sitzen. Hauptsache, du kommst zwischendurch in Bewegung!

Mit den Cardioübungen kannst du dich kurz mal richtig auspowern und abschalten. Eine flexible Wirbelsäule und gut gedehnte Faszien sowie starke Rücken- und Bauchmuskeln sind essenziell für gesundes Sitzen. Wichtiger als viele Wiederholungen ist es, die Übungen langsam, kontrolliert und korrekt auszuführen und dabei gleichmäßig ein- und auszuatmen. Bei Schmerzen sofort abbrechen.

Bleib dran, aber nimm dir nicht direkt zu viel vor, denn das führt meistens dazu, dass die großen Pläne dann doch am Alltag scheitern – nicht gerade motivierend. Starte deshalb mit ein oder zwei Übungen pro Tag. Ergänze, wenn dies zur Routine geworden ist, ein bis zwei weitere Einheiten. Zum Beispiel vormittags, mittags, nachmittags.

Zunächst solltest du dich an die immer gleichen Übungen halten, damit du routiniert wirst und eine Verbesserung spürst. Am Anfang schaffst du vielleicht nur drei Liegestütze, später dann zehn – ein tolles Gefühl! Nach ein paar Wochen kannst du neue Übungen hinzunehmen, damit es nicht langweilig wird.

Du willst mehr? Dann ersetze eine Zwischendurcheinheit mit einem 10-Minuten-Workout oder z. B. einer Runde Joggen in der Mittagspause. Sonst wird dein Arbeitstag zu oft durch die Einzelübungen unterbrochen. Kombiniere verschiedene Bewegungsarten sowie viele kurze und einige längere Sporteinheiten pro Woche.

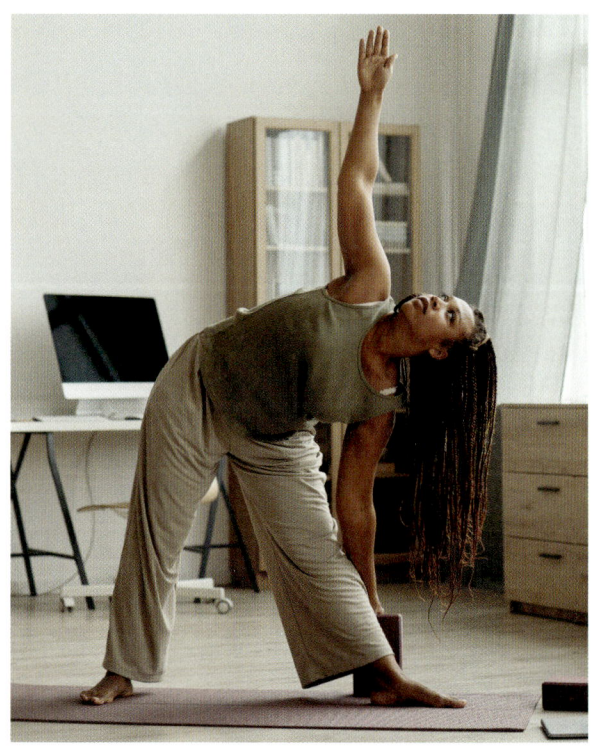

CARDIO-QUICKIES

Mit diesen kleinen Powereinheiten kommst du zwischendurch in Bewegung, kannst dich kurz richtig auspowern und dabei wunderbar den Kopf abschalten - oder auch mal Dampf ablassen. Also hoch vom Stuhl, einmal genüsslich räkeln und los geht's!

KEEP ON RUNNING!

So schnell wie möglich auf der Stelle rennen. Arme anwinkeln und mitbewegen. 30 Sekunden bis 1 Minute, dann zur Ruhe kommen. Wiederholen! Danach tief durchatmen. (Hilft auch nach frustrierenden Telefonaten.)

TREPPENSTEIGEN

Ab zur nächsten Treppe und diese mindestens dreimal hintereinander in möglichst hohem Tempo hinunter- und wieder hinauflaufen. Bitte aber nicht in Pantoffeln oder Sandalen, sondern feste Schuhe tragen.

SQUATS

Früher auch als Kniebeugen bekannt. Keine klassische Cardioübung mit schnellen Bewegungen, aber richtig ausgeführt, kommst du auch hier gut aus der Puste. Stell dich hüftbreit hin und geh in die Knie, dabei schiebt sich dein Po leicht nach hinten, als würdest du dich auf einen Stuhl setzen wollen. Knie bleiben über den Fußgelenken, Oberkörper möglichst gerade! Gleichzeitig die Arme mit leicht geballten Fäusten seitlich anwinkeln. Wieder aufrichten, Arme seitlich nach unten strecken. Und noch mal! Für Fortgeschrittene: Kleine Gewichte oder gefüllte Wasserflaschen in die Hände nehmen oder einen schweren Gegenstand (wer hat, nimmt einen Medizinball; ein prall gefüllter Aktenordner tut's sicher auch) mit angewinkelten/ausgestreckten Armen vor sich halten.

SCHATTENBOXEN

Ein typisches Trainingselement aus dem Kampfsport – aber völlig ungefährlich. Man kämpft dabei mit dem vollen Einsatz des Oberkörpers gegen einen imaginären Gegner. Imaginär! Bitte nicht auf den Home-Office-Laptop einschlagen, der kann auch nichts für die doofe letzte Mail! Stell dich aufrecht hin, Beine sind weit geöffnet, Stand stabil. Balle die Hände locker zu Fäusten und führe sie vor der Brust zusammen, Arme angewinkelt. Nun 1 Minute lang mit den Armen abwechselnd schräg nach vorn boxen, Oberkörper bleibt aufrecht, Schultern drehen leicht (!) mit, das Becken bleibt unbewegt.

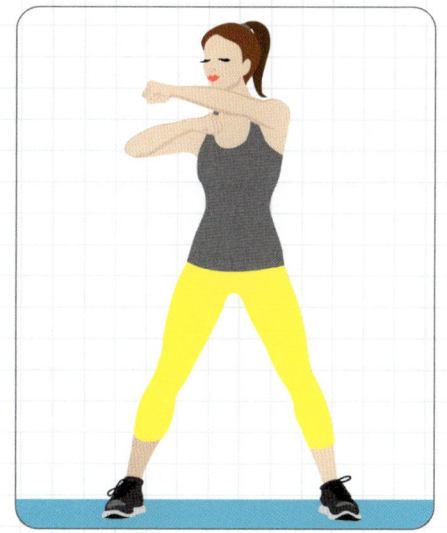

SKIPPING

Stell dich aufrecht hin, die Beine hüft-breit geöffnet, die Arme gerade zur Seite ausgestreckt. Dann zieh aus einer Sprung-bewegung heraus die Knie abwechselnd so schnell wie möglich nach oben. Hopp, hopp, hopp! Knie nach oben! Nicht Oberkörper nach unten. 20 Sekunden, 30 Sekunden, Pause. Und noch einmal!

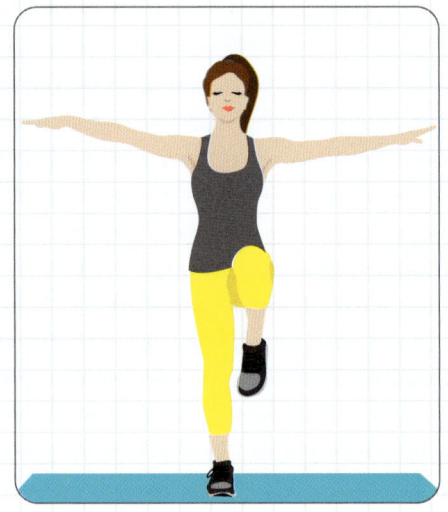

SCHATTENBOXEN ZUR SEITE

Stell dich auf wie fürs Schattenboxen, drehe dann den Oberkörper zur rechten Seite. Fäuste noch etwas höher nehmen. Nun mit der rech-ten Hand gerade nach rechts boxen, die Schul-ter dreht wieder leicht mit. Bei jedem Schlag entweder in die Knie gehen oder aufrichten. Schlag und runter, Schlag und rauf … Fang lang-sam an und werde immer schneller. 30 Sekun-den. Dann die Seite wechseln. Du kannst nicht mehr? Gerne darfst du dir vorstellen, dass du mit deiner Faust einen aktuellen Stressfaktor traktierst …

Tipp

Achte bei Box-Übungen auf präzise Ausführung und gute Körperspannung, nur so holst du das Maximum an Wirksamkeit für dich heraus!

SPINNING MIT DEN FÄUSTEN

Stell dich stabil hin, die Beine weit geöffnet, die Arme mit geballten Fäusten in Brusthöhe angewinkelt. Nun lässt du die Fäuste eine Minute lang schnell umeinander kreisen, in kleinen Bewegungen, ohne dass die Fäuste sich berühren. Dabei zwischendurch die Rich-tung wechseln. Kannst du noch schneller? Aber Vorsicht, verpass dir nicht selbst einen Kinnhaken!

FAHRRADFAHREN

Wer keinen Mini-Heimtrainer unterm Schreibtisch sein eigen nennen kann: Raus aus dem Stuhl, ab auf die Matte. Auf den Rücken legen, Beine angewinkelt hoch und Radfahrbewegungen machen. Langsam die Geschwindigkeit steigern. Oder viel-leicht machst du eine Berg- und Tal-Tour? Dann schneller werden, wieder langsamer, wieder schneller. 2 Minuten. Kurze Pause. Noch eine Wiederholung.

JUMPING JACK

Das kennst du aus deiner Kindheit, bloß hieß es da noch ganz einfach: Spring wie ein Hampelmann! Weißt du noch, wie's geht? Hinstellen, Beine etwas gegrätscht, Arme hängen seitlich herunter. Und hop! Beine zusammen, Arme nach oben, Hände zusammenklatschen. Hop! Beine wieder auseinander, Arme nach unten. Und immer weiter so! 1 Minute schaffst du locker. Vielleicht auch zwei?

LIEGESTÜTZE

So viele Liegestütze machen wie möglich (ggf. mit den Knien auf dem Boden). Danach kurze Pause, dann wieder Liegestütze, insgesamt drei „Durchgänge".

Tipp

Macht zu zweit einander gegenüber Liegestütze und klatscht bei jedem Hochkommen ab!

DRIBBELN AUF DEN FUSSSPITZEN

Stell dich aufrecht hin, die Beine sind weit geöffnet und gebeugt. Schieb den Po nach hinten, beuge den Oberkörper mit geradem Rücken etwas nach vorne. Lege die Hände vor dem Körper übereinander. Und jetzt geht's los! Auf die Fußspitzen stellen und so schnell wie möglich „dribbeln", also ganz kleine Schritte auf der Stelle machen. 30 Sekunden, dann hast du es geschafft. Kurz verschnaufen, dann noch eine Runde.

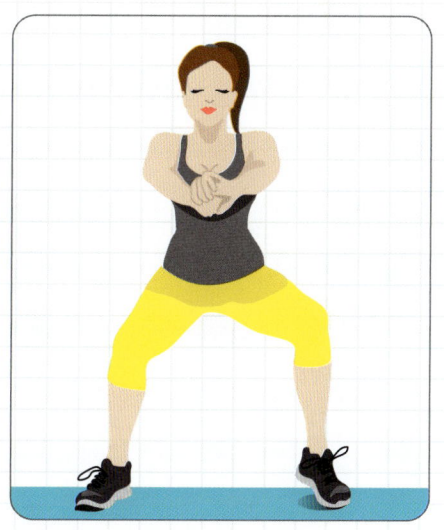

LIEGESTÜTZE FÜR FORTGESCHRITTENE: BURPEES

Diese Kraftausdauerübung erfordert den Einsatz all deiner Muskeln und verbraucht ordentlich Energie. Geh in die Hocke, Knie zusammen, die Hände setzt du vor dem Körper auf dem Boden ab. Nun mit den Beinen schwungvoll vom Boden abstoßen, nach hinten springen und im Liegestütz landen.

Ein Liegestütz. Und zurück: Wieder in die Hocke springen und sofort weiter nach oben, dabei beim Hochspringen den gesamten Körper strecken. Und von vorne! Komm in einen Flow und achte unbedingt auf gute Bauchspannung. Wie viele Wiederholungen schaffst du?

MEHR *RUHE* UND WENIGER *STRESS*

Praxis-Tipps

Das Arbeiten im Home-Office birgt ein paar Gefahren, was ungewohnte Ruhestörungen und eine erschwerte Konzentration angeht – diese Probleme kennen wirklich alle, die von zu Hause aus arbeiten. Dazu haben wir ein paar Tipps von Home-Office-Veteran:innen gesammelt:

✷ Gegen einigermaßen gleichmäßigen Lärm (Verkehr, Laubbläser usw.) helfen von Zeit zu Zeit die guten alten Ohrstöpsel. Viele sagen, sie kämen damit nicht zurecht, aber man kann sich ganz gut daran gewöhnen. Super sind auch – und etwas teurer – Noise-Cancelling-Kopfhörer, die aktiv Geräusche unterdrücken.

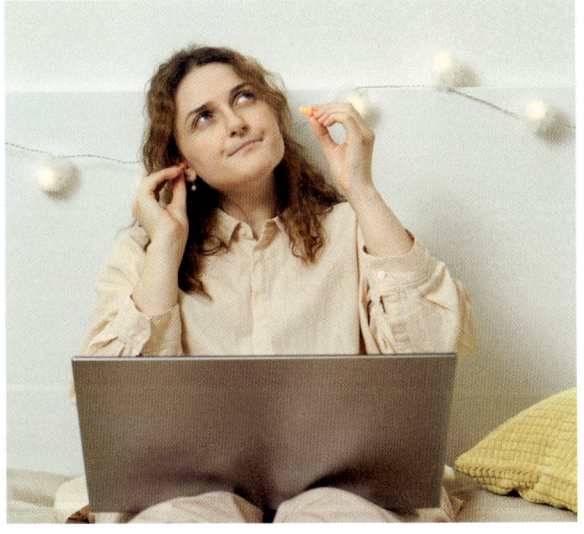

✷ Oft findet Lärm zu bestimmten Tageszeiten statt (Gartenarbeiten, Handwerker ...). Time deine Arbeit so, dass du dann gerade etwas machst, wobei du dich nicht so stark konzentrieren musst – oder gehe in ein Zimmer auf der anderen Seite der Wohnung.

✷ Lerne, dich umgebenden Lärm, Chaos und Unordnung stoisch auszuhalten – dich so zu konzentrieren, dass du das gar nicht mehr wahrnimmst. Wie? Es gibt dazu Bücher, Workshops und Online-Tutorials. Viele davon berufen sich auf die Lehren des Buddhismus oder der antiken Stoiker. „Sei wie ein Fels, an dem sich beständig die Wellen brechen. Er steht fest und dämpft die Wut der ihn umbrausenden Wogen" – das hat einer von ihnen, Mark Aurel, gesagt.

✷ Deaktiviere das ständige „Pling!" eintreffender E-Mails und anderer Nachrichten, das bringt dich nur raus. Versuche außerdem, die Leute, die dich regelmäßig anrufen und so bei der Arbeit stören, allmählich dazu zu „erziehen", stattdessen lieber eine E-Mail zu schreiben.

✷ Schau nach, ob du deine Türklingel abstellen kannst – sonst werden nämlich ständig alle Pakete der Nachbarn bei dir abgegeben. Oder vielleicht kann das ja auch die nette Rentnerin von gegenüber übernehmen, der du dafür gern Pralinen kaufst ...?

✷ Durchs Fenster sollte idealerweise etwas Ruhiges zu sehen sein, Bäume zum Beispiel. Lenkt dich die Aussicht zu sehr ab („Was machen denn die Nachbarn da schon wieder?"), solltest du das Rollo herunterziehen oder dich woanders hinsetzen.

✴ Multitasking stresst ungemein und klappt sowieso nicht richtig. Versuche also, immer erst eine Sache fertigzumachen, bevor du dich der nächsten widmest!

✴ Probiere es mal mit einer großen Sanduhr: In der halben Stunde oder Stunde, in der der Sand rieselt, musst du ganz konzentriert arbeiten. Und: Die Sanduhr wirkt auch als Signal für andere, die dich dann vielleicht eher in Ruhe lassen!

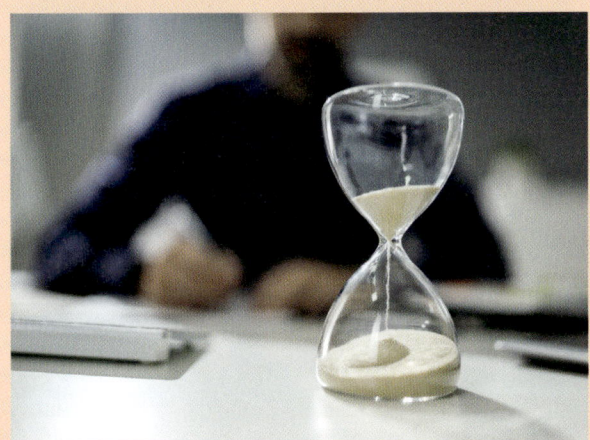

✴ Vielleicht gehörst du ja zu den Menschen, denen ein Mittagsschlaf guttut! Die Japaner schwören ja auf ihren *inemuri,* auch Power Nap genannt – weil so ein richtig durchgeführter Mittagsschlaf, der nicht länger als 30 Minuten dauert, die Leistungsfähigkeit steigern und Energie zurückbringen soll. Versuch es mal!

✴ Probiere mal aus, zeitweilig Duftstäbchen, eine Duftkerze oder ein Potpourri aufzustellen: Sie können deiner Konzentration auf die Sprünge helfen. Konzentrationsfördernde Düfte sind z. B. Zitrone, Grapefruit, Bergamotte, Rosmarin und Pfefferminz.

✴ Nimm Dinge zu dir, die für weniger Stress und mehr Konzentration sorgen: Nüsse aller Art, Beeren aller Art, Quark, Sojamilch, einen grünen Smoothie, ein Ei, ein Vollkornbrot mit Käse, grünen Tee und viel Wasser.

✴ Damit dein Schlaf nicht leidet, sollte deine Arbeitszeit nicht nahtlos in die Schlafenszeit übergehen. Idealerweise warst du dazwischen an der frischen Luft und/oder hast Sport gemacht. Plane auch Zeit zum bewussten Runterkommen ein, denn das blaue Bildschirmlicht deines Computers blockiert die Produktion von Schlafhormonen, hindert dich also am Schlafen.

✴ Wenn abends noch ganze To-do-Listen in deinem Kopf herumschwirren, du Probleme wälzt und deshalb einfach nicht abschalten kannst: Probiere mal aus, die Dinge, die dich beschäftigen, auf einen Zettel zu schreiben (das ist schon der erste Schritt – dadurch werden sie von deinem Kopf auf das Papier verschoben) und dann zu zerreißen und in der Toilette hinunterzuspülen (Probleme) oder den Zettel in ein Kästchen zu legen und erst am nächsten Morgen wieder anzuschauen (To-Dos). Das entlastet dein Gehirn!

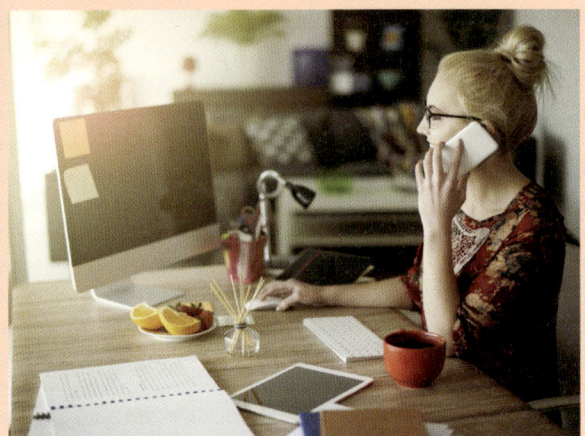

PLANKE +CROSS LIFT

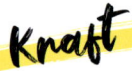

Kraft

Die Planke ist eine exzellente Kraftübung für den gesamten Körper. Und beste Ablenkung von allen beruflichen Gedankenkreisen - Konzentration auf etwas anderes ist fast unmöglich. Der anschließende Cross Lift löst die Anspannung nach der Planke und lockert die Muskulatur.

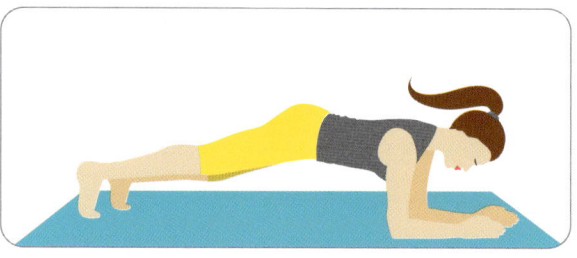

PLANKE

- Aus der Bauchlage die Unterarme auf dem Boden aufstützen.
- Die Füße aufstellen.
- Die Schultern sind über den Ellbogen.
- Der Blick ist zum Boden gerichtet, der Kopf in der Verlängerung der Wirbelsäule.
- Position so lange wie möglich, mindestens jedoch 15 bis 30 Sekunden, halten.

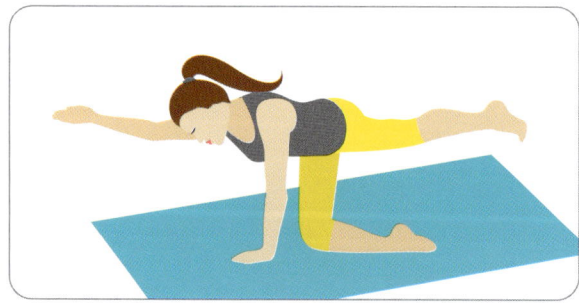

CROSS LIFT

- Ausgangsposition ist der Vierfüßlerstand, der Blick ist zum Boden gerichtet.
- Nun den rechten Arm gerade nach vorn ausstrecken, gleichzeitig das linke Bein anheben und gestreckt nach hinten führen.
- Nun rechten Arm und linkes Bein anwinkeln und Ellbogen und Knie unter dem Körper zusammenführen.
- Nach 10 Wiederholungen die Seiten wechseln und die Bewegung erneut 10 x ausführen
- Dabei immer den Bauch fest anspannen und ein Aufdrehen der Hüfte vermeiden

BAUCH- UND BEINTRAINER

Kraft

Stärkt die Bauchmuskulatur, die uns beim Sitzen gerade hält, und sorgt für Bewegung der Beine. Perfekt auch zum Auspowern und Abschalten.

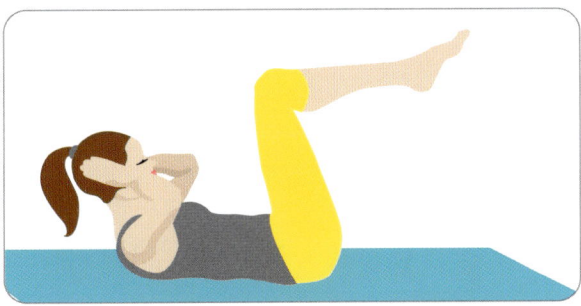

AUSGANGSPOSITION

- Rückenlage auf dem Boden.
- Beide Beine angewinkelt anheben. Die Knie sind über der Hüfte, die Unterschenkel parallel zum Boden.
- Den Oberkörper anheben. Achtung: Die Kraft kommt aus dem Bauch, nicht aus dem Rücken!
- Beide Arme angewinkelt anheben, die Fingerspitzen an die Schläfen legen.

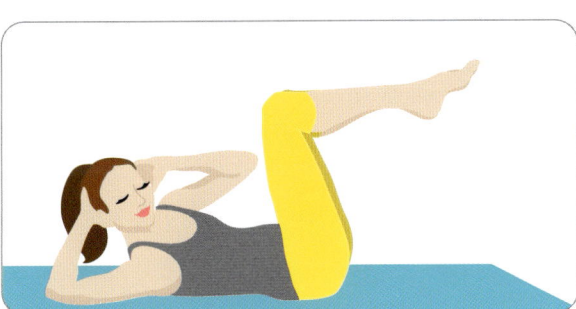

AUSFÜHRUNG

- Den Oberkörper abwechselnd zur rechten und zur linken Seite drehen – zwischendurch nicht absenken.
- Übung intensivieren: Gleichzeitig zur Oberkörperdrehung die Knie abwechselnd in Richtung Brust ziehen, also jeweils den rechten Ellbogen und das linke Knie zusammenführen und umgekehrt.
- 10 bis 15 Wiederholungen

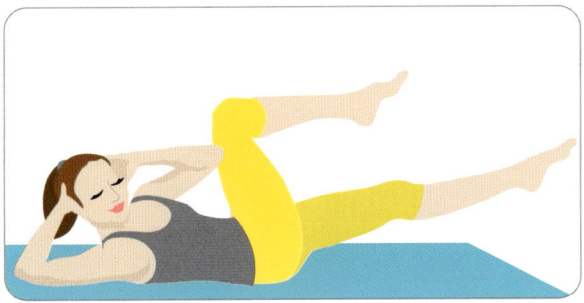

KNIEBEUGEN *AM STUHL*

Kraft

Lockert und mobilisiert die Lendenregion und die gesamte Körpermitte, die durch langes Sitzen oft einseitig belastet wird und verspannt ist.

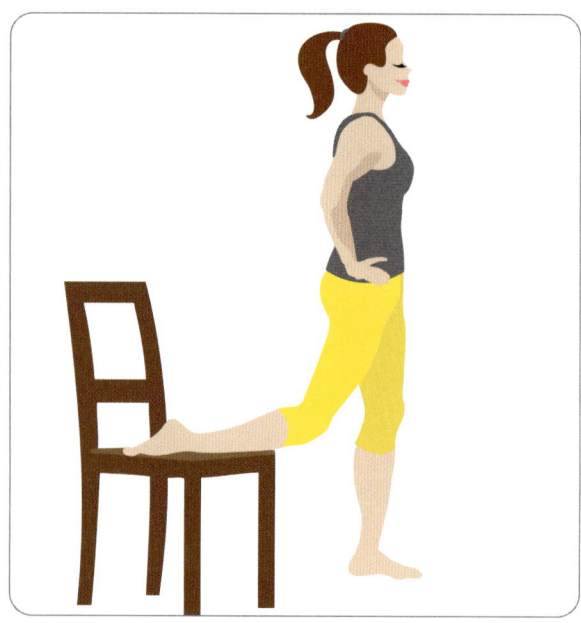

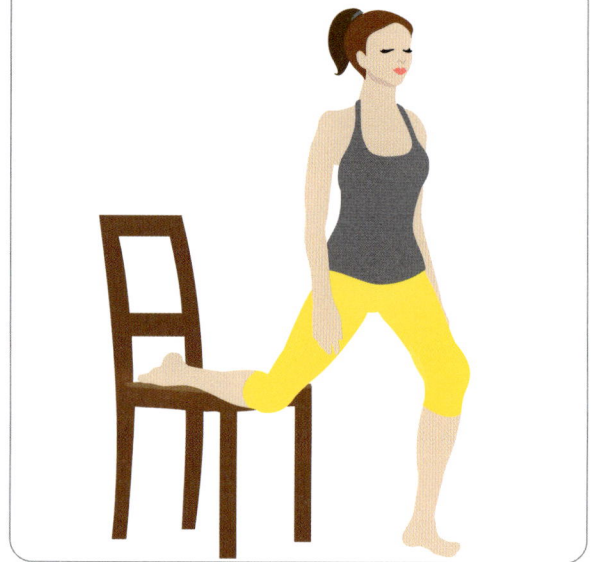

AUSGANGSPOSITION

- Aufrechter Stand mit dem Rücken zum Stuhl.
- Rechtes Bein nach hinten anwinkeln und anheben, Fuß auf der Sitzfläche des Stuhls ablegen.

AUSFÜHRUNG

- Das Becken nach vorn ziehen und die Balance halten.
- Position 10 Atemzüge lang halten, dann zurück in die Ausgangsposition.
- Nun die Seiten wechseln.
- Ab dem nächsten Durchgang das Standbein abwechselnd beugen und strecken, also leichte Kniebeugen machen.
- 8 Wiederholungen pro Seite
- Zum Abschluss die Beine leicht ausschütteln und einen Moment entspannen.

POWERPOSE

Kraft

Aktiviert Oberschenkel, Po und Oberkörper und verleiht zudem Selbstbewusstsein und Ruhe. Die ideale mentale Vorbereitung auf wichtige Termine.

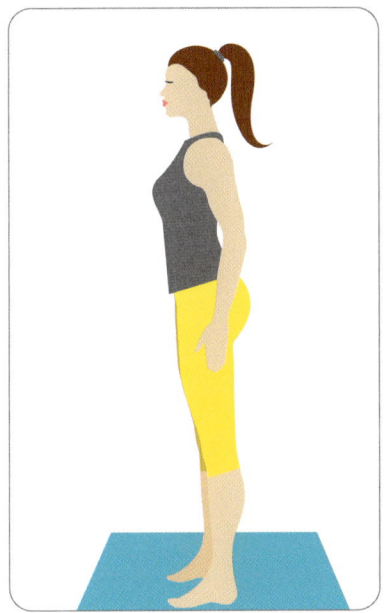 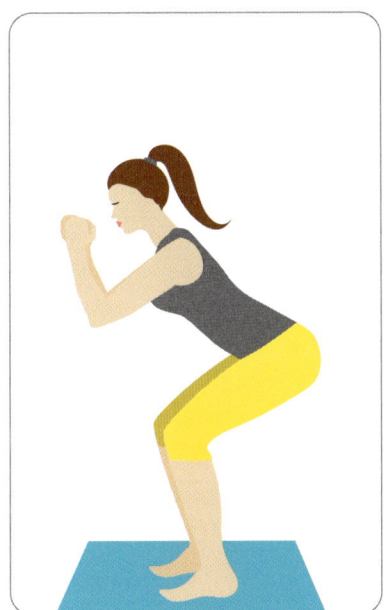 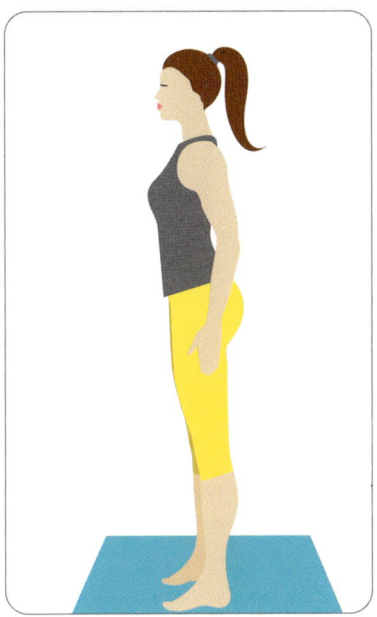

AUSGANGSPOSITION

- Aufrechter Stand
- Die Schultern leicht zurücknehmen.

AUSFÜHRUNG

- Einatmen. Den Brustkorb dehnen.
- Beim Ausatmen die Knie beugen, Pomuskulatur anspannen. Gleichzeitig die Hände vor dem Körper zusammenführen und fest gegeneinanderpressen.
- Oberschenkelmuskeln anspannen. Spannung für mehre Atemzüge halten.
- Mit einem erneuten Einatmen wieder aufrichten, dabei die Arme mit Kraft nach hinten führen. Die Hände zu Fäusten ballen.
- Spannung halten.
- Insgesamt 10 Wiederholungen ausführen.

ZWERCHFELL *MOBILISIEREN*

Mobilisation

Diese Übung kann man immer wieder zwischendurch am Arbeitsplatz durchführen, damit man nicht in eine krumme Haltung fällt und die Atmung darunter leidet. Die kleinen, aber dynamischen Bewegungen aktivieren die Arbeit unseres Zwerchfells, eines wichtigen Atemmuskels.

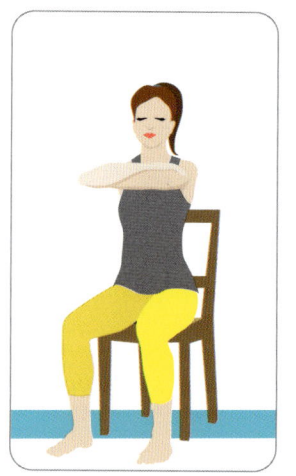
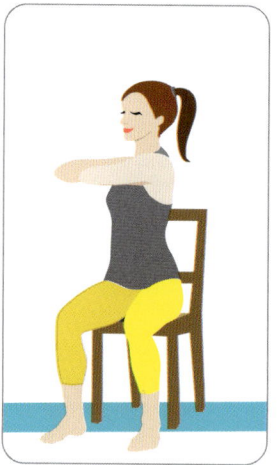

AUSGANGSPOSITION

- Aufrechter Sitz auf dem Stuhl.
- Die Füße stehen im rechten Winkel unter den Knien und die Schultern befinden sich über dem Becken.
- Die Arme sind mit überkreuzten Unterarmen nach vorn gestreckt, die rechte Hand liegt knapp über dem linken Ellbogen und umgekehrt.

AUSFÜHRUNG

- Stelle dir eine gerade Linie in deinem Oberkörper vom Scheitel bis zum Steißbein vor.
- Um diese Linie bewege dich in kleinen Rotationen aus der Brustwirbelsäule heraus.
- Dabei normal und entspannt weiteratmen. Kopf und Becken bleiben still und unbewegt.
- Nach 15 Sekunden einmal aufstehen und in die Länge strecken.
- Den Bewegungsablauf insgesamt 3 x wiederholen

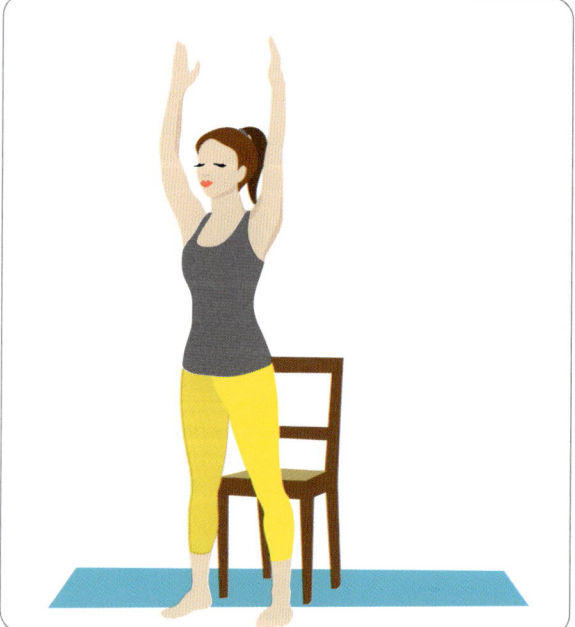

BECKENKREISEN IM *STAND*

Eine wertvolle Übung zur Entspannung der Lendenwirbelsäule, ihrer umgebenden Muskulatur und der dazugehörigen Faszien. Besonders die Lumbalfaszie, die oft durch vieles Sitzen oder Stehen fest und versteift ist, wird dabei erreicht.

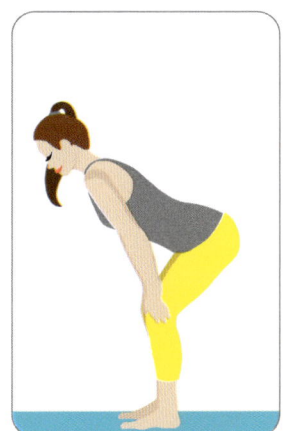
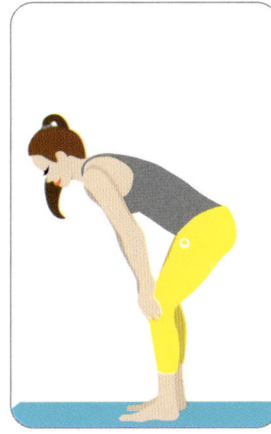

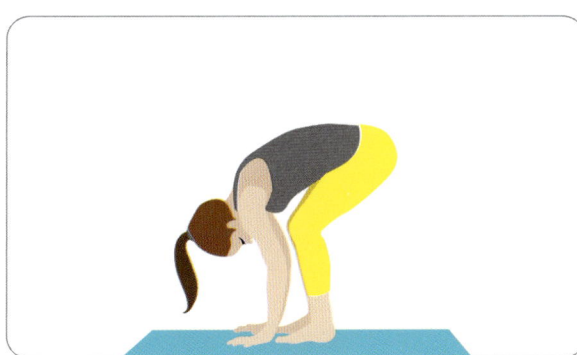

AUSGANGSPOSITION

- Aufrechter Stand.
- Die Beine beugen und mit den Händen auf den Knien abstützen.
- Der Rücken ist gerade, aber entspannt.
- Der Kopf ist leicht zur Brust geneigt.

AUSFÜHRUNG

- Mit dem Becken für etwa 10 Sekunden oder mehr langsam in eine Richtung kreisen.
- Dann die Richtung ändern, dabei aktiv auf den Beinen abstützen, damit die Muskulatur im Rücken nicht zu sehr verspannt.
- Dann anhalten und langsam mit dem Oberkörper nach unten abrollen.
- Dabei die Beine noch mehr beugen, wenn die Dehnung in der Beinrückseite zu stark sein sollte.
- Den Kopf, die Schultern und die Arme ganz locker hängen lassen.
- Die Fersen sollten fest am Boden bleiben.
- In dieser Position für 2–3 Atemzüge pausieren.
- Dann vorsichtig nach oben aufrollen, die Hände zurück auf die Beine stützen und das Becken wieder kreisen.
- Die Übung insgesamt 3 x wiederholen und jeweils ca. 10 Sekunden pro Richtung kreisen

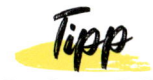

Tipp

Ganz behutsam in den Bewegungsablauf gehen und jeden Positionswechsel langsam durchführen.

ARMKREISEN VOR DEM KÖRPER

Mobilisation/Stretching

Nach langem Sitzen im Auto oder am Schreibtisch wirkt diese Bewegung sehr wohltuend, weil sie die Wirbelsäule aus ihrer steifen Position befreit und die Faszien sowie die Muskeln im oberen Rücken dehnt.

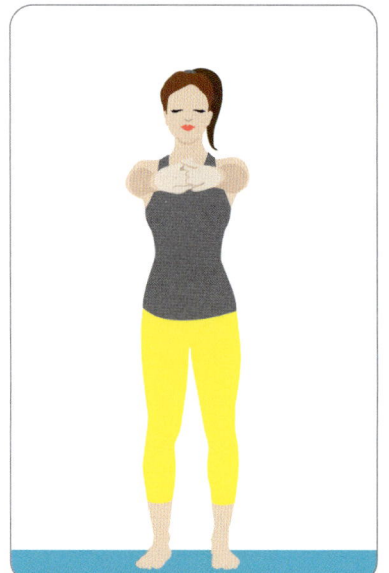 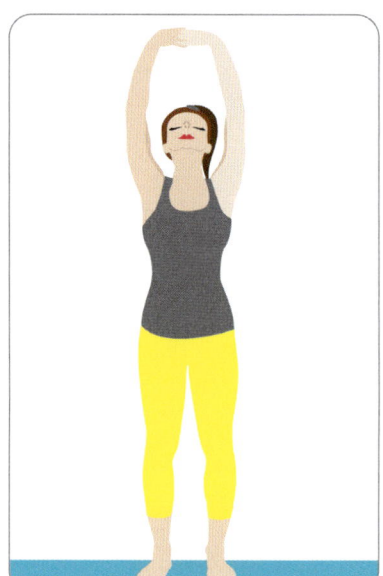 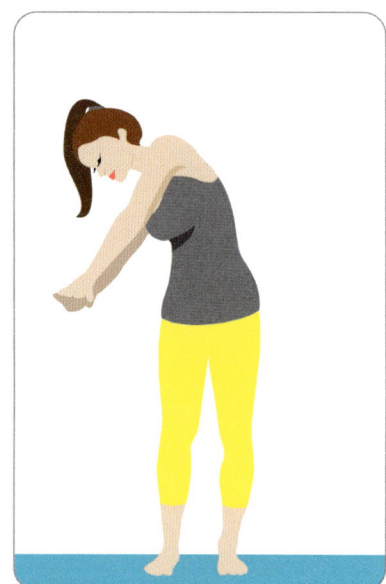

AUSGANGSPOSITION

- Aufrechter Stand.
- Die Arme sind vor dem Körper gestreckt, die Hände ineinander verschränkt.

AUSFÜHRUNG

- Mit der Einatmung die Arme so weit wie möglich nach oben strecken und mit der Ausatmung ohne Schwung nach rechts und nach unten führen, dabei im Oberkörper mitgehen.
- Die gestreckten Arme weiter nach unten führen und um den Oberkörper runden, dabei den Bauchnabel tief nach innen ziehen, damit der untere Rücken stabil bleibt.

- Die kreisförmige Bewegung zu Ende weiterführen, bis die Arme wieder über dem Kopf stehen.
- Für 20–30 Sekunden in der Bewegung bleiben, dann die Richtung wechseln (auf Wunsch noch 1 x wiederholen).

Tipp

Damit die Dehnung gut spürbar wird, die Arme immer möglichst weit weg vom Körper strecken.

WIRBELSÄULE *STRECKEN*

Stretching

Mit dieser kleinen Übung im Sitzen kannst du zwischendurch schnell mal deinen Oberkörper und deine Arme strecken, deine Seiten dehnen und wieder in eine aufrechtere Sitzhaltung kommen. Mobilisation für Körper und Geist! Anschließend am besten noch kurz hoch vom Stuhl und ein Glas Wasser im Stehen trinken.

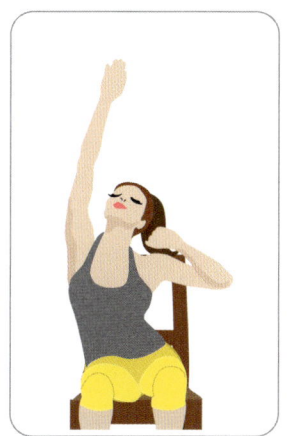
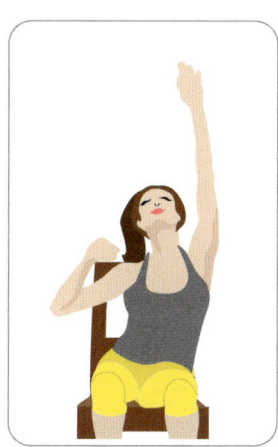
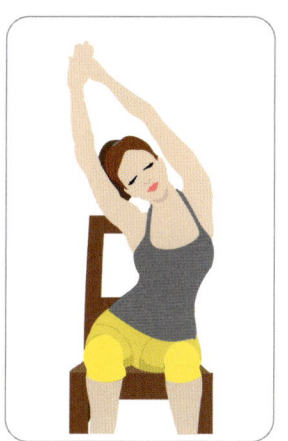
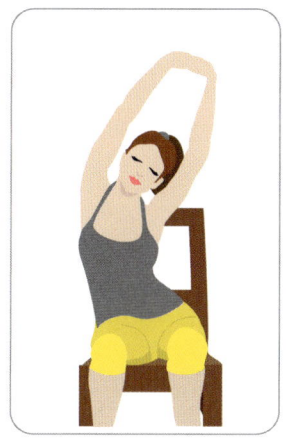

AUSGANGSPOSITION

- Aufrechter Sitz.
- Beine hüftbreit auseinander, Füße auf dem Boden.
- Kopf leicht in den Nacken legen, die Augen sind geschlossen.

AUSFÜHRUNG

- Beide Arme gestreckt nach oben führen.
- Nun den linken Arm anwinkeln und nach unten führen, bis die Hand auf Schulterhöhe ist.
- Seiten wechseln: Den linken Arm nach oben ausstrecken und den rechten anwinkeln. 10-mal im Wechsel ausführen, dabei tief ein- und ausatmen.
- Nun beide Arme ausstrecken, die Hände über dem Kopf zusammenführen. Die Arme sind gestreckt.
- Dann Arme und Rumpf erst zu einer Seite neigen, Position für 3 Atemzüge halten.
- Zurück zur Mitte und dann zur anderen Seite neigen, Position für 3 Atemzüge halten.

FIT *BEIM* ARBEITEN

Hopsball & Co.

Inzwischen weißt du ja Bescheid: Das A und O für alle, die bei der Büroarbeit langes, ununterbrochenes Sitzen vermeiden wollen, ist die Abwechslung - immer mal wieder die Körperhaltung zu verändern oder eben zwischendurch etwas ganz anderes zu machen. Dazu haben wir noch ein paar Tipps, wie du deine Arbeit selbst bewegter und abwechslungsreicher gestalten kannst:

Am Schreibtisch

✳ Wechsle während der Arbeitszeit immer mal wieder deine Schreibtisch-Sitzgelegenheit, damit deine Haltung sich verändert: Hocker, Gymnastikball, mit oder ohne Fußbank ... Mach das aber nur jeweils eine halbe Stunde lang, sonst schadest du deinem Rücken.

✳ Stöbere mal im Internet: Es gibt inzwischen jede Menge Start-ups, die sich kreative Hilfsmittel für ein gesundes Home-Office ausgedacht haben. Vielleicht ist etwas für dich dabei? Da gibt es z.B. Gummi-Pads, auf denen man beim Arbeiten mit den Füßen herumsteigen kann, Massagematten, die man über die Stuhllehne hängen kann, und vieles mehr.

✳ Mit Handmuskeltrainer, Quetschbällen, Mini-Faszienrolle und Co. kannst du prima eine Hand oder einen Unterarm trainieren oder massieren, während du mit der anderen telefonierst oder die Maus bedienst. Mit einer Mini-Faszienrolle, einem Trigger- oder Igelball kannst du während der Arbeit auch die Fußsohlen abwechselnd ausrollen. Das tut der gesamten Körperrückseite gut.

✳ Apropos Füße: Die haben im Sitzen ja eher wenig zu tun, daher stell regelmäßig beide auf den Boden – da gehören sie sowieso hin – und hebe und senke im Wechsel die Fersen; die Fußspitzen bleiben auf dem Boden. Am besten geht das in Socken oder barfuß.

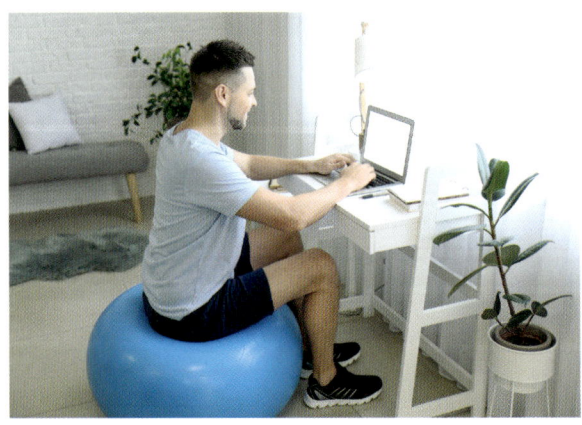

Es muss nicht immer ein Stuhl sein

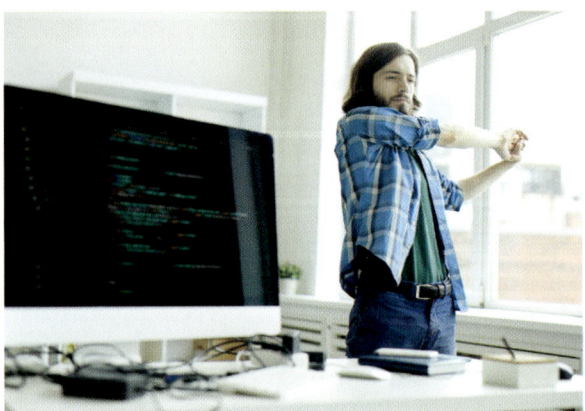

Regelmäßiges Dehnen hält Körper und Geist frisch

Weg vom Schreibtisch

✳ Um zwischendurch mal im Stehen zu arbeiten, ohne ein Stehpult oder einen Schreibtischaufsatz zu kaufen, stelle deinen Laptop einfach eine Zeit lang auf die Küchentheke, eine Kommode oder in ein Regal.

✳ Manchmal musst du ja vielleicht „nur" etwas durchlesen. Warum dann nicht das Home-Office voll ausnutzen und dich dafür auf Sofa, Sessel, Sitzsack, in der Hängematte oder gar im Bett niederlassen?

✳ Wenn du Ideen sammeln, ein Brainstorming machen musst, probiere mal aus, alles, was dir einfällt, laut auszusprechen und im Gehen mit dem Handy aufzunehmen. Auch das kannst du draußen machen. Beim Gehen wird dir mit Sicherheit auch mehr einfallen als im Sitzen!

✳ Entwickle kleine Rituale, die eine kurze Bewegung beinhalten, ohne deine Konzentration zu stören, z. B.: „Immer, wenn ich eine (Teil-)Aufgabe fertig habe, stehe ich auf, gehe in die Küche und gieße mir ein Glas Wasser ein (das sind zwei Fliegen mit einer Klappe!). Wenn ich zum Schreibtisch zurückkomme, mache ich noch kurz eine Dehnübung, bevor ich mich wieder hinsetze" oder „Nach jedem Toilettengang mache ich eine kurze Cardio-Übung." Die Übungen kannst du monatlich wechseln, damit sie nicht langweilig werden.

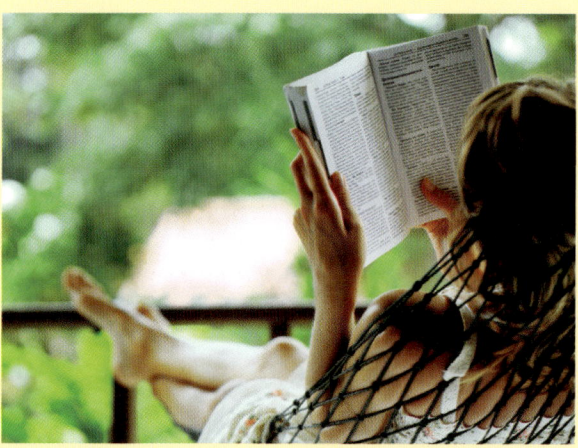

Home-Office-Arbeit kann auch sehr entspannt stattfinden

✳ Wann immer möglich, arbeite draußen, notfalls warm angezogen – auf Balkon oder Terrasse, im Innenhof, im Park ... Lesen, Korrekturen auf Papier oder handschriftliche Notizen funktionieren besonders gut; das Arbeiten am Laptop ist wegen der Sonneneinstrahlung oft schwieriger, hier kann natürlich aber ein Sonnenschirm Abhilfe schaffen.

✳ Stelle dich regelmäßig jede Stunde einmal ans Fenster – noch besser: auf den Balkon oder die Terrasse –, atme tief ein und aus und schaue ganz bewusst in die Ferne. Das entspannt die Augen nach einer langen Phase der Bildschirmarbeit – und dich selbst natürlich!

Tipp

✳ Unsicher, was dir guttut? Frag doch mal in deinem Freundes-/Kollegenkreis, ob du Gymnastikball, Hocker, Stehpult zum Ausprobieren leihen kannst. Oft gibt es solche Möbel auch günstig gebraucht via Flohmarkt(-App) zu kaufen.

BOGEN-STRETCH

Stretching

Die Lateralfaszie stabilisiert maßgebend beide Körperseiten. Ihre Bahnen werden durch diese Übung gefestigt und gleichzeitig in ihrer Dehnfähigkeit gesteigert. Die Übung verbessert zudem die Beweglichkeit der Brustwirbelsäule in der Seitneigung.

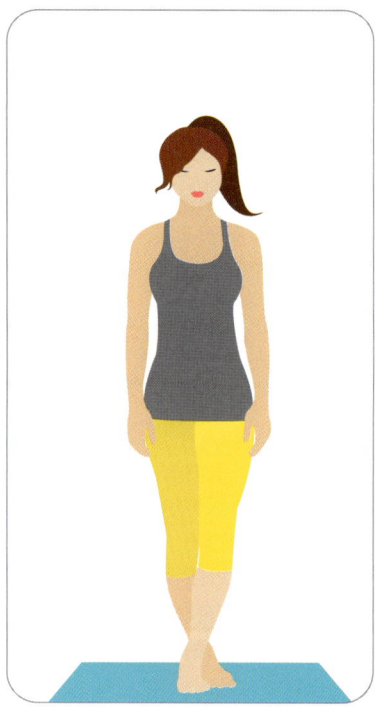 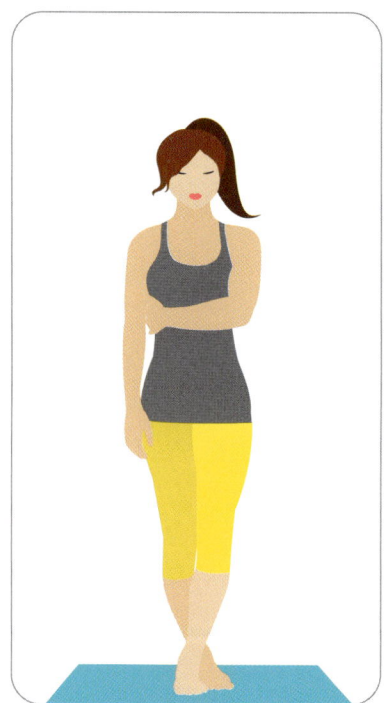 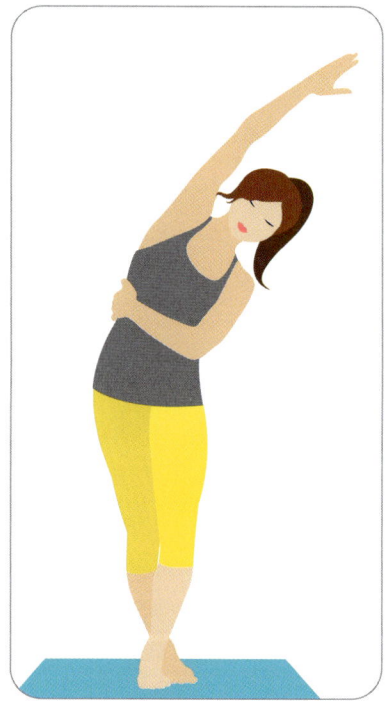

AUSGANGSPOSITION

- Kreuzstand: Das rechte Bein ist hinter dem linken gekreuzt, der rechte Fuß steht links neben dem linken. Die Fußspitzen zeigen nach vorn.
- Der Rücken ist gerade.

AUSFÜHRUNG

- Den linken Arm rechts um den Brustkorb legen, die Finger liegen auf den Rippen.
- Den rechten Arm seitlich über den Kopf strecken und den Oberkörper leicht zur Seite neigen.

- Den Kopf stabil halten und nicht zu weit zur Seite legen.
- Anschließend die Seiten wechseln.
- 5 Wiederholungen pro Seite mit einer kurzen Pause nach den Wiederholungen.

DEHNEN
DER BRUSTMUSKULATUR

Stretching

Durch diese Übung erhält die Brustmuskulatur einen wichtigen Dehnreiz, sodass sich die Brustwirbelsäule aufrichtet - schon sitzt du wieder gerader und gesünder. Für eine Variante im Sitzen greife mit beiden Händen hinter dem Körper etwa mittig an die Stuhllehne, hebe die Brust und lehne dich mit gestrecktem Oberkörper nach vorn, bis ein Dehnungsgefühl im Brust-/Schulterbereich entsteht.

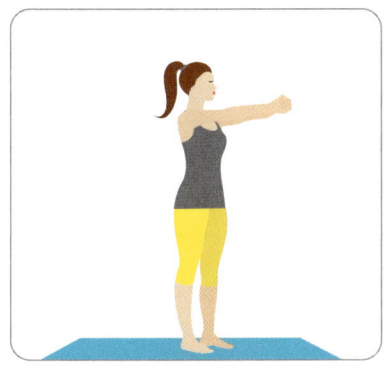
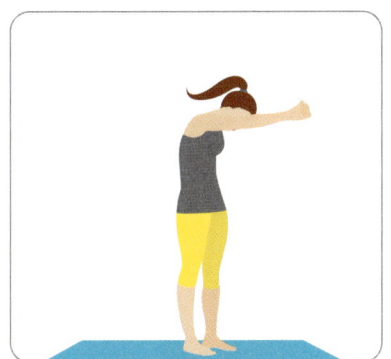
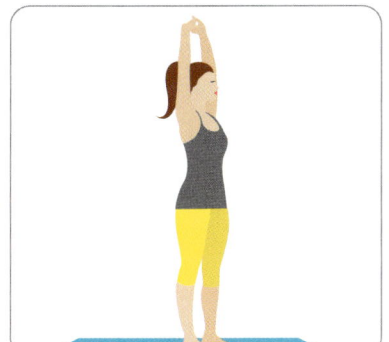
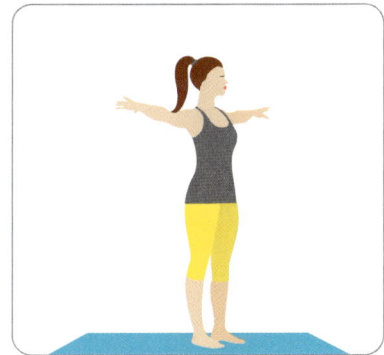
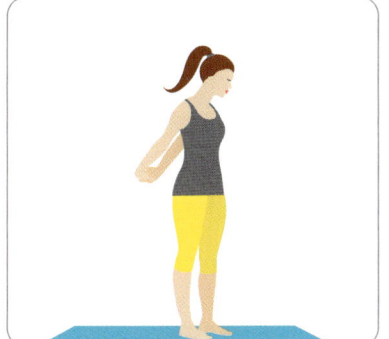

AUSGANGSPOSITION

- Stabiler Stand, die Beine sind leicht geöffnet.

AUSFÜHRUNG

- Die Arme in Brusthöhe gerade nach vorn ausstrecken, die Hände verschränken. Die Handinnenflächen zeigen nach außen.

- Beim nächsten Einatmen die Arme nach oben über den Kopf führen. Ausatmen.

- Beim nächsten Einatmen die Hände lösen und die Arme gestreckt an den Seiten erst nach unten und dann hinter den Körper führen.

- Die Hände hinter dem Körper wieder verschränken.

- Beim Ausatmen die Schultern zurückziehen, die Brust heben, den Kopf zur Brust führen.

- Bauchspannung halten.

- Dehnung für 20 bis 30 Sekunden halten, dann vorsichtig lösen. Auf Wunsch noch zwei bis drei Mal wiederholen.

YOGA FÜR DIE HANDGELENKE

Stretching

Die Positionen der folgenden Übung entspannen die Muskeln des Unterarms und nehmen dadurch den Druck auf die Blutgefäße und Nervenbahnen. So wird dem Versorgungsstau zwischen Schulter und Hand vorgebeugt, der oft durch einseitige Belastungen oder Haltungen entsteht (Stichwort: Mausarm).

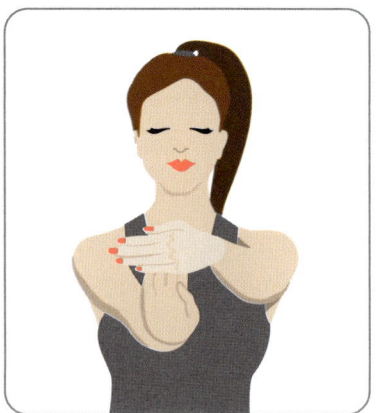
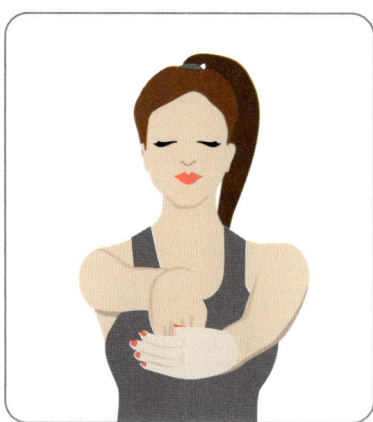
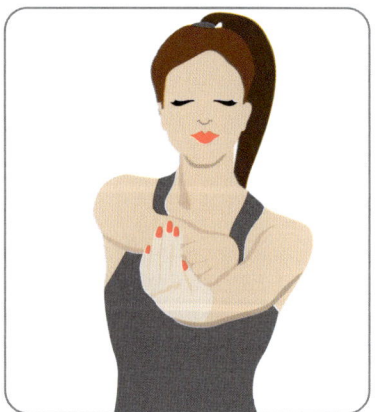
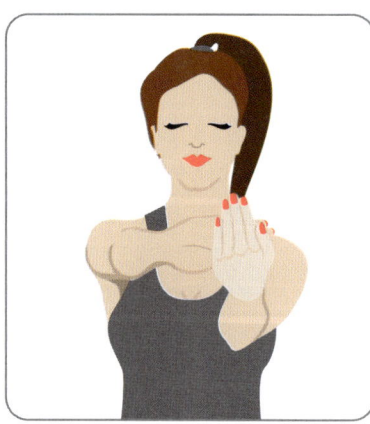

AUSGANGSPOSITION

- Aufrechter Stand oder Sitz.

AUSFÜHRUNG

- Den rechten Arm nach vorne strecken.
- Die Handfläche zeigt nach vorne, die linke Hand drückt vorne gegen die Finger, eine Dehnung in der Armunterseite entsteht.
- Die rechte Hand nach unten klappen, die linke Hand drückt gegen die Finger, eine Dehnung in der Armoberseite entsteht.
- Die rechte Hand nach außen klappen, sodass die Handoberseite nach vorne zeigt. Die linke Hand drückt von vorne gegen die Finger, die Dehnung der Armvorderseite wird intensiviert.
- Die rechte Hand nach innen klappen, sodass der Handteller nach vorne zeigt. Die linke Hand drückt von vorne gegen die Finger, die Dehnung der Armunterseite wird intensiviert.
- Die Dehnung je Position pro Seite 15 Sekunden halten

Hinweis

Diese Übung nicht bei akuten Entzündungen im Handgelenk ausführen. Die Bewegung darf keinen plötzlichen, stechenden Schmerz verursachen!

PIRI-STRETCH
AUF DEM STUHL

Stretching

Durch häufiges Sitzen erhöht sich das Schmerzpotenzial im Gesäß, weil Nerven eingeklemmt werden und die Durchblutung gestört ist. Besonders die Gesäßmuskulatur und der tieferliegende Piriformismuskel brauchen daher sooft wie möglich eine befreiende Dehnung.

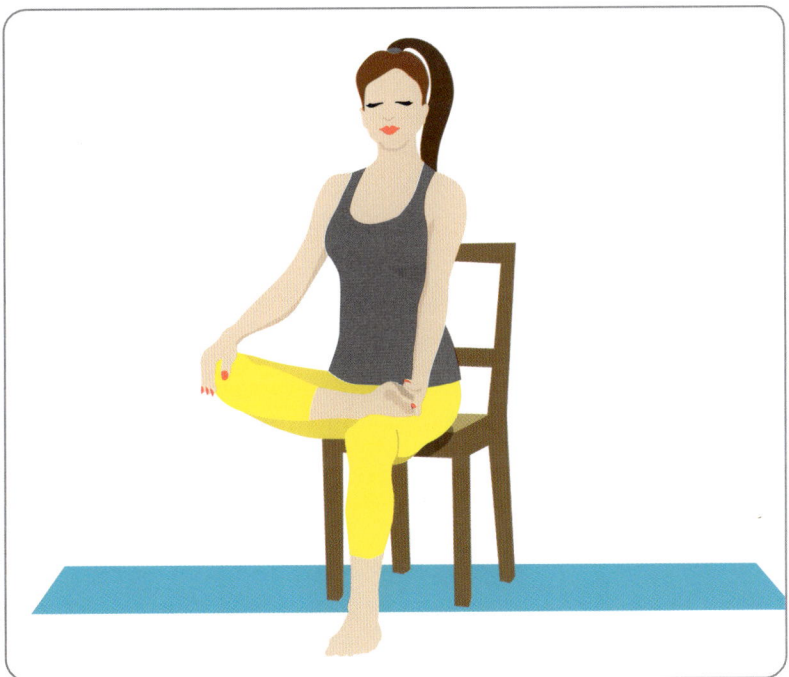

AUSGANGSPOSITION

- Aufrechter Sitz auf der Stuhlkante.

AUSFÜHRUNG

- Den rechten Fuß auf den linken Oberschenkel legen und den Oberkörper so aufrecht wie möglich halten.
- Dann mit der rechten Hand das Knie leicht nach unten drücken ...
- ... und mit der linken Hand um den Fuß greifen.
- Die Dehnung im Po und in der Oberschenkelaußenseite ganz bewusst wahrnehmen.
- Pro Seite 20 bis 30 Sekunden halten

HANDTELLER
AUSROLLEN

Massage

Bei viel Schreibarbeit mit der Computermaus verkrampfen auch die Muskeln der Hand häufig. Die Selbstmassage mit dem Ball ist eine willkommene Abwechslung, denn sie fördert besonders die Durchblutung der Handmuskeln.

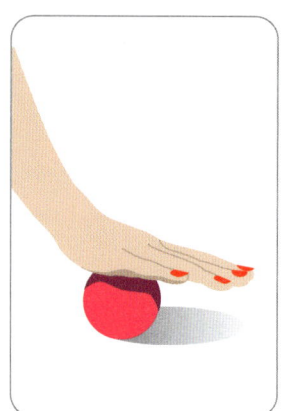
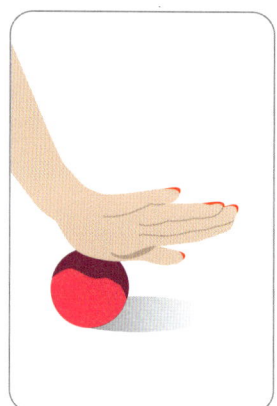

AUSGANGSPOSITION

- Aufrechter Stand vor dem Tisch.
- Den Ball auf dem Tisch mittig unter einen Handteller legen.

AUSFÜHRUNG

- Jetzt in kleinen kreisenden Bewegungen über den Ball rollen und mit der Zeit die Kreise größer werden lassen.
- Auch mal die Richtung ändern.
- Dann entlang der Außen- und Innenkante rollen.
- Zuletzt von der Mitte zu jedem Finger hochrollen.

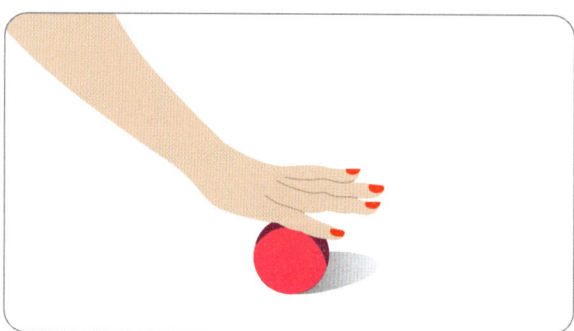

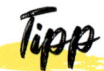

Tipp

Die Übung kann auch im Sitzen stattfinden. Im Stand ist allerdings durch das Gewicht des Oberkörpers mehr Massagedruck möglich. Außerdem, du weißt ja: Hoch vom Stuhl!

UNTERARMMASSAGE
MIT FASZIENROLLE

Massage

Diese Übung reduziert nach langen Schreibarbeiten die Gefahr von Schleimbeutel-
entzündungen oder Schulter-Nacken-Verspannungen. Mit einer kleinen Rolle oder einem
Faszienball kannst du sie auch direkt am Schreibtisch durchführen. Dazu Rolle oder
Ball unter den Arm legen und dieselbe Bewegung durchführen.

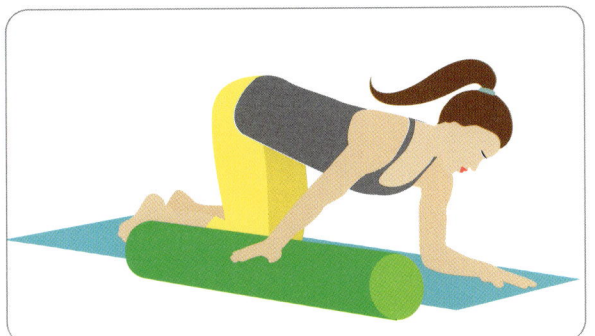
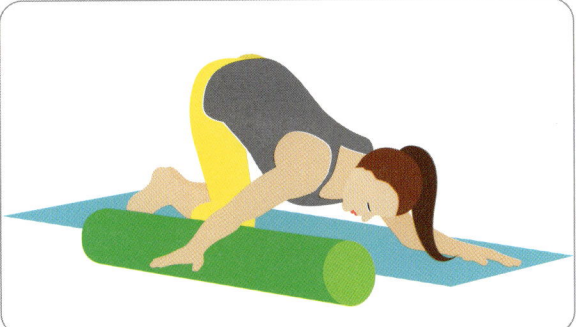
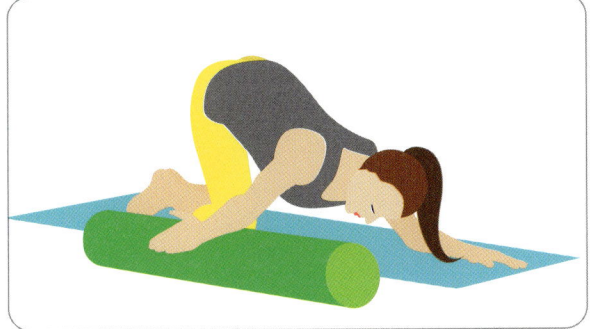
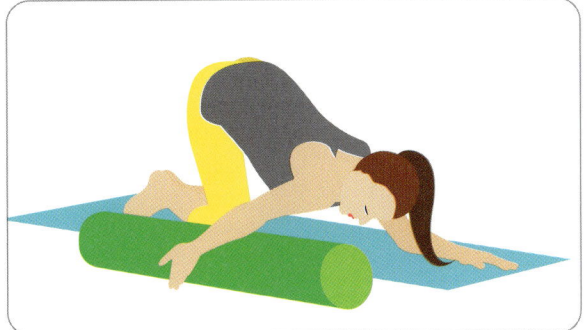

AUSGANGSPOSITION

- Vierfüßlerstand.
- Die Rolle liegt rechts neben dem Körper.
- Der rechte Arm ist zur Seite ausgestreckt, der Unterarm liegt auf der Rolle.
- Der linke Unterarm ist auf dem Boden aufgestützt.

AUSFÜHRUNG

- Nun den Arm über die Rolle schieben, sodass sich die Rolle zwischen Ellbogen und Handgelenk hin und her bewegt.
- Den Arm dabei etwas nach vorn und hinten drehen.
- Anschließend die Arme wechseln.
- 20 bis 30 Sekunden pro Seite massieren.

GUT ORGANISIERT
UND KONZENTRIERT

Praxistipps

Auch zum Thema Arbeits-Organisation im Home-Office haben wir die Erfahrenen befragt. Sie alle kennen die typischen Fallen, wie z.B. Grafiker Olli: „Mist, es ist schon 16 Uhr, und ich bin immer noch nicht geduscht. Gleich kommt meine Frau nach Hause!" Nimm dir daher die folgenden Praxistipps zu Herzen. Manches braucht etwas Selbstdisziplin, zugegeben. Aber es hilft. Versprochen!

Auf jeden Fall solltest du morgens nach dem Aufstehen entweder zunächst Sport machen oder das Duschen und Anziehen auf den Weg bringen – das ist schon mal die halbe Miete! Die Versuchung ist groß, direkt im Bademantel an den Schreibtisch zu schlurfen, aber das hat viele Nachteile: Auch, wenn du keine Bildschirmkonferenzen hast und aussehen kannst, wie du willst, wirken die Frische einer Dusche und saubere, nette Kleidung doch Wunder. Leg dir dein Outfit vielleicht schon am Vorabend zurecht. Es muss ja nicht piekfein sein, aber dein ganzer Körper fühlt sich so einfach wohler und motivierter; du arbeitest ganz anders als im Schlamper-Look, und du hast das Gefühl, dein Leben sei geregelt. Wirklich! Außerdem bist du bereit, wenn eine Telko unerwartet doch eine Videokonferenz ist, oder der nette Nachbar plötzlich vor der Tür steht.

Neben deinem eigenen Erscheinungsbild ist das deines Arbeitsplatzes am wichtigsten. Sorge dafür, dass du morgens gern an deinen Schreibtisch gehst. Heißt: Räume schon abends oder kurz vor Feierabend auf, lege alles für morgens bereit. Das Home-Office ist außerdem DIE Chance, deinen Arbeitsplatz hübsch zu machen, z. B. mit Blumen, Möbeln, die du schon immer haben wolltest, dem inspirierenden Blick auf ein schönes Bild ...

Versuche außerdem, deinen Arbeitsplatz und alles, was du rundherum siehst, ruhig und übersichtlich zu gestalten: dezente Wandfarbe, wenig Herumliegendes. Das gilt auch für alles, was mit Hausarbeit zu tun hat. Aus dem Blickfeld damit! Sonst gerätst du in Versuchung, das auch alles noch zwischendurch zu erledigen. Denk ggf. über die Anschaffung eines Paravents nach, oder platziere dich hinter einem Raumteiler-Regal. Und lerne, Haushaltsaufgaben zu delegieren! An Partner:in, Kinder – und eventuell eine Putzkraft und/oder andere Dienstleister:innen. Die sind gar nicht so teuer und schaffen viel Erleichterung!

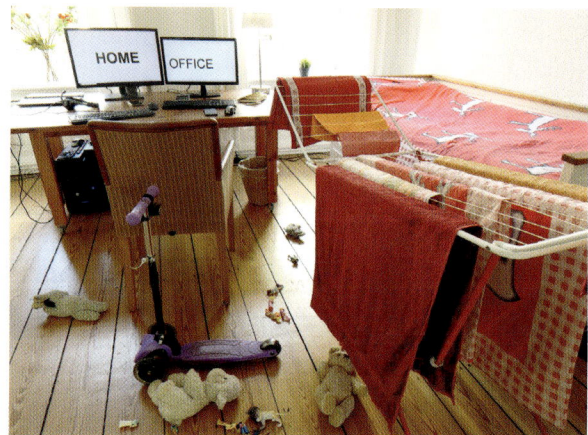

Home-Office neben Bett und Wäscheständer: Wer kennt es nicht ...

Hier noch ein paar Tipps:

✳ Befolge die Hinweise zu Ruhe und Konzentration von S. 22/23.

✳ Ablenkungen wie dein privates Handy (leg es in ein anderes Zimmer) oder soziale Netzwerke (alle Tabs schließen) gehören in die Pause oder den Feierabend, sonst machen sie mehr Stress und schlechtes Gewissen als Vergnügen.

✳ Mache in regelmäßigen Abständen kurze Pausen. Prüfe, ob dir starre Abstände mehr liegen, angekündigt z. B. durch ein Weckersignal, oder ob du lieber nach abgeschlossenen Aufgaben Pausen machen möchtest.

✳ Versuche, mittags eine Pause von einer halben Stunde oder länger zu machen und dabei nicht vor dem Rechner sitzen zu bleiben. Ein Ortswechsel, idealerweise nach draußen, macht dich wieder fit für die Arbeit am Nachmittag.

✳ Führe eine To-do-Liste, falls du das nicht schon machst – analog oder digital, privat und beruflich getrennt oder gemischt. Schreibe jeweils abends deine To-Dos für den nächsten Tag auf, so hast du sie am Feierabend aus dem Kopf und morgens direkt im Blick.

ES GIBT VIELE MÖGLICHKEITEN, EINE TO-DO-LISTE ZU FÜHREN. WELCHE IST DIE RICHTIGE FÜR DICH?

✳ Es gibt sehr schöne fertige Vordrucke für solche Listen. Vielleicht macht dir das Eintragen da ja gleich mehr Spaß?

✳ Manche Leute schwören darauf, einfach ALLES auf der Liste einzutragen („Duschen". „Müll rausbringen". „Vertrag unterschreiben"). Auf diese Weise kann man viel mehr durchstreichen und hat das Gefühl, schon viel erledigt zu haben ...

✳ Schreibe die Liste sehr langsam und in Schönschrift, vielleicht sogar mit Füller. Dadurch ordnen sich deine Gedanken und du weißt plötzlich genau, was dein nächster Schritt sein wird.

✳ Visualisiere deine Liste, wie es oft im Projektmanagement gemacht wird (Stichwort: Kanban Board): Arbeite mit Klebezetteln und den Spalten „Zu erledigen", „In Arbeit" und „Erledigt", und klebe die Zettel jeden Abend

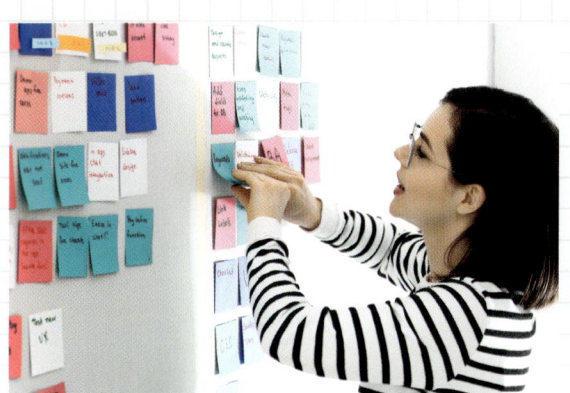

To-Do-Listen müssen nicht immer auf einem Notizblock stehen.

um. So siehst du morgens gleich, was zu tun ist. Eine solche Klebezettelliste kannst du dir auf einer großen Tafel anlegen, auf einer Pinnwand, auf einer Tür, dem Fenster, der Wand ... Die Spalten kannst du mit Malerkrepp, Masking-Tape oder am Fenster mit Kreidemarker markieren.

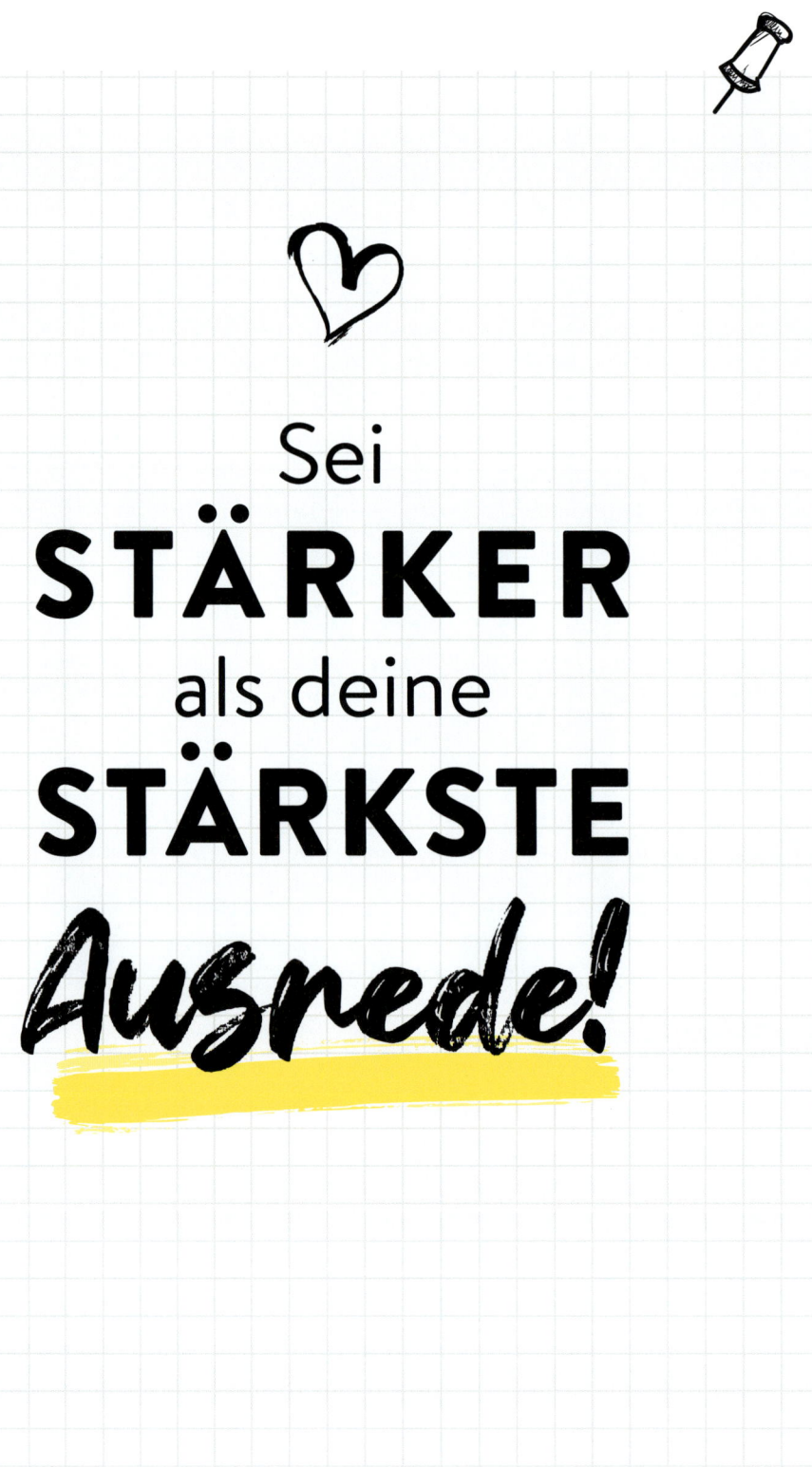

10-MINUTEN-
WORKOUTS

Rücken & BBP

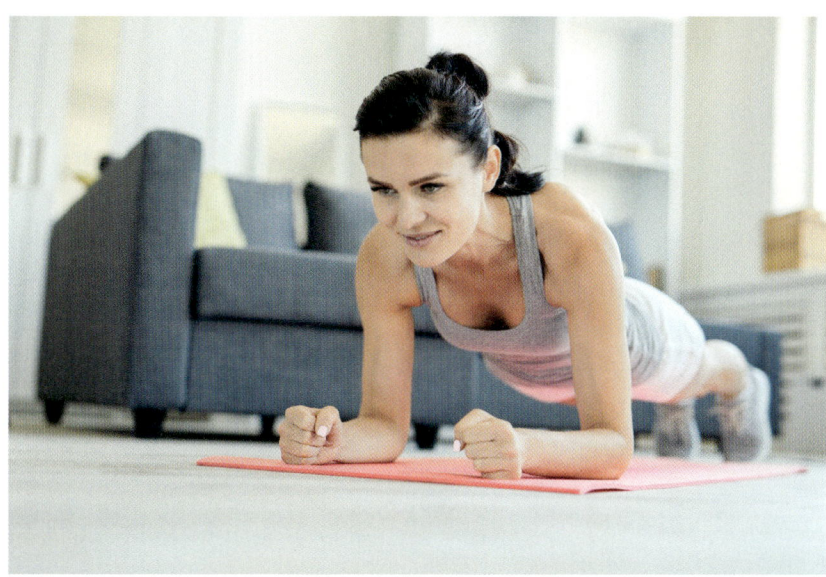

Wer viel sitzt, braucht einen starken und flexiblen Rücken, um langfristig Rückenproblemen vorzubeugen. Du kennst sicher den Spruch: Sitzen ist das neue Rauchen. Komm daher mit den 10-Minuten-Workouts auf den folgenden Seiten ein bis zwei Mal pro Tag in Bewegung und werde (wieder) "Nichtraucher:in"!

Auch eine starke Bauchmuskulatur ist für eine gute Haltung essenziell. Ebenso können deine Beine und dein Po regelmäßige Bewegung und Kräftigung gut vertragen. Denn wenn du täglich eine lange Zeit am Schreibtisch verbringst, haben sie wahrlich nicht viel zu tun, stimmt's? Deshalb gibt es in diesem Buch auch 8 Bauch-Beine-Po-Workouts, mit denen du täglich in Form kommen kannst.

Alle Workouts haben einen ähnlichen Schwierigkeitsgrad, du kannst dir daher selbst aussuchen, mit welchen du gerne trainieren möchtest. Wenn

es dir zu einfach wird, erhöhe die Dauer oder die Anzahl der Wiederholungen oder kombiniere, wenn du etwas mehr Zeit hast, zwei oder drei Workouts zu einer längeren Fitnesstrecke. Dabei wählst du natürlich nur ein Warm-Up und ein Cool-Down aus.

Achte ganz besonders, wenn du bisher wenig oder gar keinen Sport gemacht hast, auf eine genaue Ausführung, und lass dir die ersten Male etwas mehr Zeit. Hab Geduld mit dir! Bald schon beherrschst du die Bewegungen fließend und musst nicht mehr nachlesen. Wichtig ist, dass du dir eine sportliche Routine schaffst. Ansonsten wird die Antwort auf die Frage "Wann mache ich heute welchen Sport und wie gehen die Übungen?" im stressigen Alltag vermutlich allzu oft "Heute dann mal gar nicht." lauten. Also: Auf geht's! Zieh's durch! Du schaffst das! Und nie den Spaß und deine Ziele aus den Augen verlieren.

RÜCKEN-WORKOUT 1

Für gutes Sitzen

Mit diesem Workout trainierst du sanft den ganzen Rücken- und Schulterbereich. Außerdem bringst du deine Wirbelsäule mit der Abroll-Übung wieder in eine gerade Aufrichtung, sodass du nach dem Workout fast automatisch eine gesündere Sitzhaltung einnimmst.

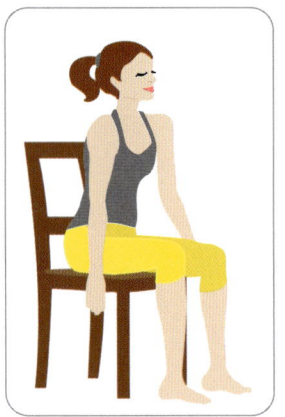
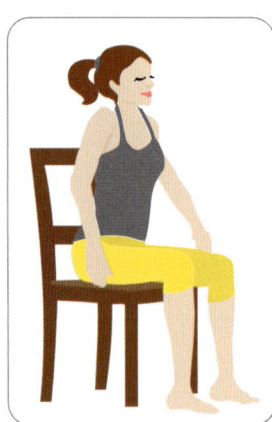

WARM-UP

- Setz dich aufrecht auf einen Stuhl.
- Die Beine stehen hüftbreit auseinander.
- Die Hände hängen neben dem Körper herunter, die Handflächen zeigen nach innen.
- Nun langsam die Schultern nach hinten unten kreisen.
- Die Übung insgesamt 10-mal wiederholen.

→ *Die Schulterpartie dabei nicht verspannen!*

ARMWINKEL

- Stell dich gerade hin, die Beine schulterbreit auseinander.
- Die Knie beugen, den Po zurückschieben, den Rumpf nach vorn beugen.
- Die Arme angewinkelt zur Seite ziehen.
- Die Spannung in den Armen spüren.
- Nun den Oberkörper von der Hüfte aus im Wechsel nach rechts, zurück zur Mitte und nach links drehen.
- Die Übung insgesamt 10-mal wiederholen.

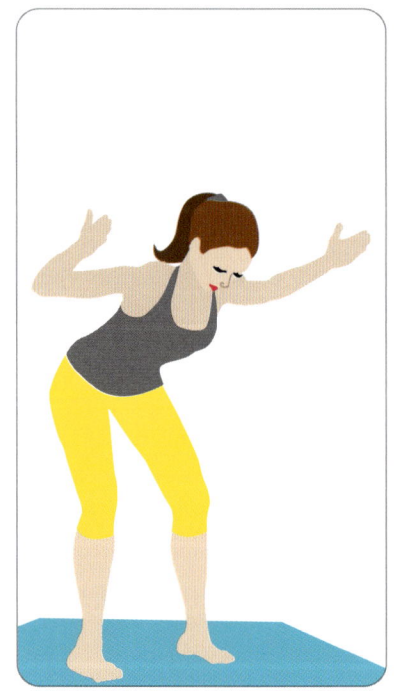
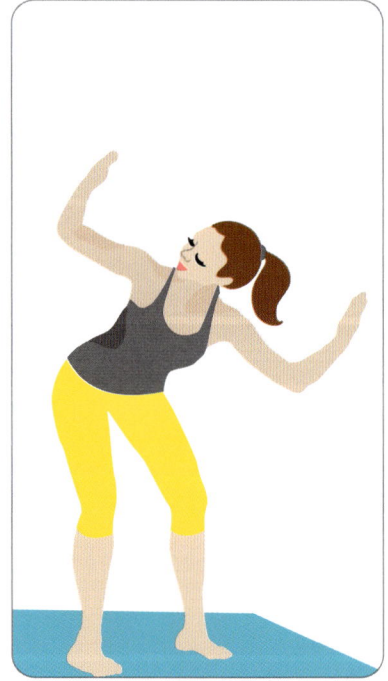

ABROLLEN DER WIRBELSÄULE

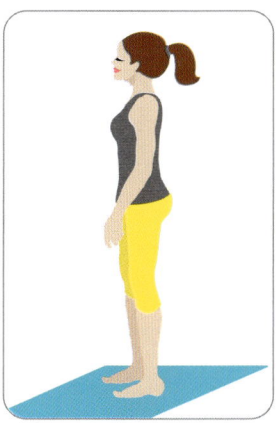 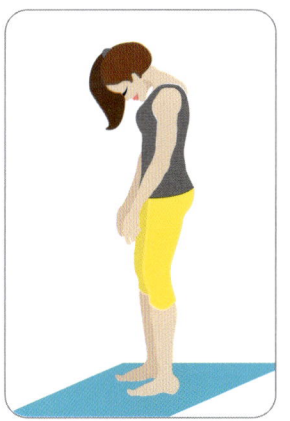 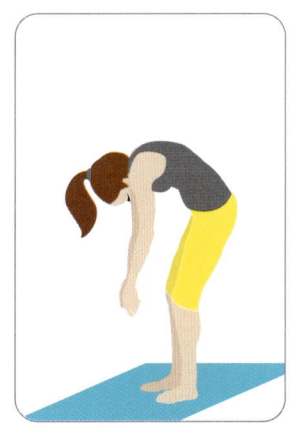 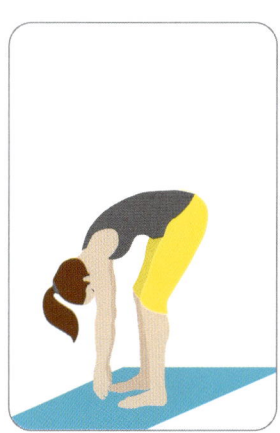

- Stehe wieder aufrecht.
- Die Füße parallel schulterbreit nebeneinander stellen.
- Die Wirbelsäule ist aufgerichtet, die Schultern sind entspannt.
- Die Oberschenkelmuskeln sind angespannt, dies dient der Entlastung der Kniegelenke.
- Verteile dein Gewicht gleichmäßig auf beide Füße.

- Das Becken wird leicht nach vorn gekippt, damit die Energie ungehindert durch die Wirbelsäule fließen kann.
- Dann beuge dich langsam – Wirbel für Wirbel – nach vorn hinab.
- Dabei ausatmen und die Knie leicht beugen oder durchstrecken. Die Hände um die Fußgelenke oder an die Zehen legen.

- Die Position fünf Atemzüge lang halten. Der Rücken bleibt dabei gerade, den Kopf lässt du entspannt zwischen den Schultern hinabhängen.
- Dann langsam wieder aufrichten.

COOL-DOWN

- Lege dich entspannt auf den Rücken.
- Alle Spannung fällt von dir ab.
- Atme tief in den Bauch.
- Du musst nichts tun.
- Nimm dir einige Minuten Zeit, den kostbaren Ruhemoment zu genießen.
- Die Atmung wird ruhiger, die Gesichtszüge sind entspannt und gelöst.

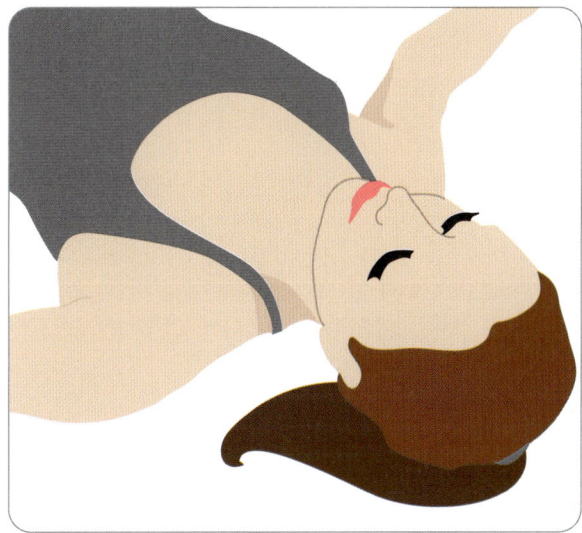

RÜCKEN-WORKOUT 2

Sport an. Kopf aus

Hier sind Kraft und Balance gefragt! Das „kleine Messer" trainiert den Schulterbereich und die Arme. Außerdem perfektes Training fürs Schnippeln des Gemüses für dein gesundes Mittagessen! Beim „Anspanner" kannst du wunderbar die Muskeln an- und den Kopf ausschalten.

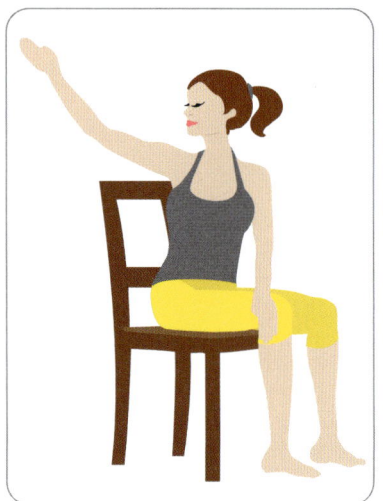

WARM-UP

- Setz dich aufrecht auf einen Stuhl.
- Den rechten Arm nun nach hinten oben ausstrecken.
- Die linke Hand außen an den rechten Oberschenkel legen.
- Dann mit leichtem Druck den Oberschenkel nach innen drücken.
- Der Kopf schaut nach rechts zur Seite.
- Atme tief in die gedehnte Seite und die Schulterregion hinein.
- Halte einige Atemzüge lang die Spannung.
- Dann lösen.
- Die Seite wechseln und die Übung wiederholen.
- Durchatmen

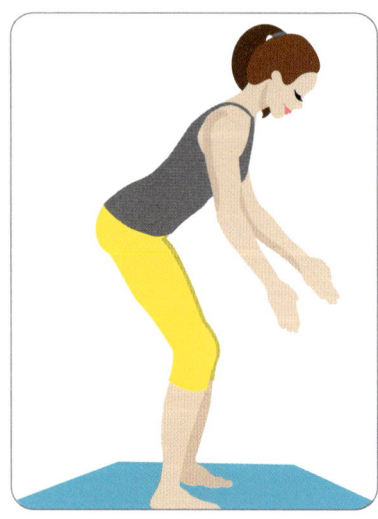

KLEINES MESSER

- Stell dich gerade hin.
- Beuge die Knie.
- Den Oberkörper aus der Hüfte heraus nach vorn beugen.
- Den Rücken dabei gerade halten.
- Die Arme parallel zu den Oberschenkeln ausstrecken.
- Kleine, schnelle Hackbewegungen (wie beim Hacken mit einem Messer) ausführen.
- 20-mal wiederholen.
- Dann wieder aufrichten.
- Locker stehen.

ANSPANNER

- Gerade stehen.
- Das rechte Knie anwinkeln.
- Die linke Hand zum Knie führen.
- Den rechten Arm seitlich ausstrecken.
- Knie und Hand drücken gegeneinander.
- Die Position drei Atemzüge lang halten.
- Dann lösen und die Übung zur anderen Seite ausführen.

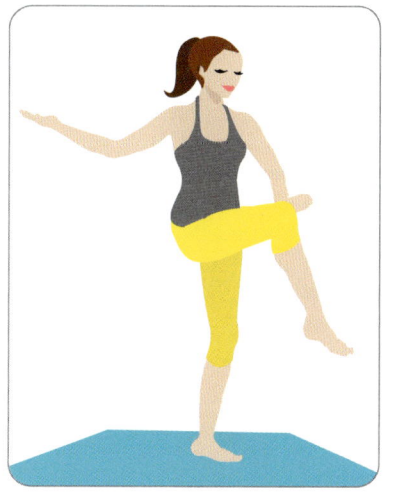 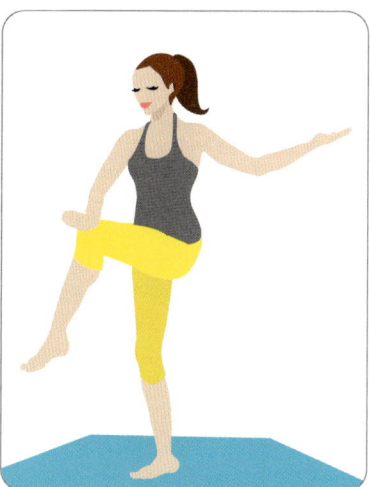

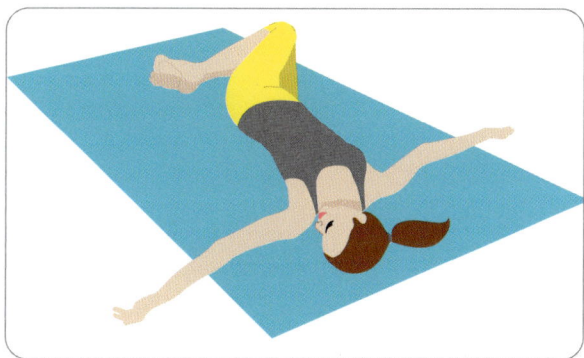

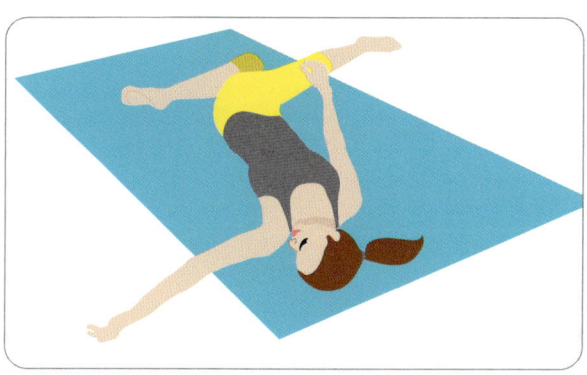

COOL-DOWN

- Lege dich ausgestreckt auf den Boden.
- Atme tief ein und aus.
- Die Arme sind seitlich ausgestreckt.
- Die Beine sind angewinkelt.
- Die Knie dehnen jetzt langsam zur rechten Seite.
- Der Kopf dreht nach links.
- Das Becken möglichst auf dem Boden liegen lassen.
- Atme 30 Sekunden lang in die gestreckte Körperseite hinein.
- Dann das untere Bein ausstrecken, das obere Bein zur Seite strecken.
- Wieder 30 Sekunden in der Position verweilen.
- Die Knie dann wieder anwinkeln und zurück zur Mitte kommen.
- Die Übung zur anderen Seite wiederholen.
- Dabei tief durchatmen und den Rücken genüsslich dehnen und entspannen.

RÜCKEN-WORKOUT 3

Power-Balancen

Auch bei diesem Workout trainierst du nach dem Prinzip Kraft im Stehen. Balancen treffen auf kräftigende Bewegungen für Rumpf und Rücken. Außerdem kannst du dich und deine beim Sitzen oft verkürzten Hüftbeuger hier mal so richtig weit strecken.

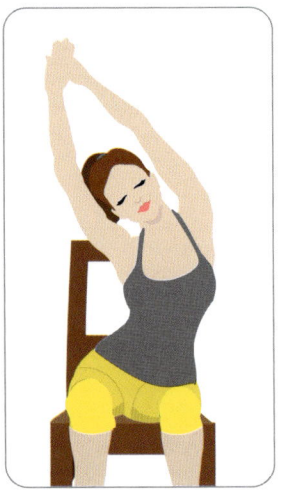 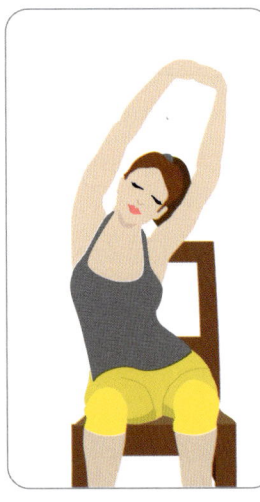

WARM-UP

- Setz dich aufrecht auf einen Stuhl.
- Die Füße stehen hüftbreit auf dem Boden.
- Führe nun die Hände über dem Kopf zusammen, strecke die Arme durch.
- Neige Rumpf und Arme erst nach rechts, dann nach links.
- Verweile jeweils drei Atemzüge lang rechts, dann links in der Position.
- Spüre die intensive Streckung von Wirbelsäule und Körperseiten.
- Atme tief ein und aus.

STANDWAAGE

- Stell dich gerade hin.
- Die Füße sind parallel zueinander positioniert.
- Strecke das linke Bein nach hinten.
- Das Gewicht liegt auf dem Standbein rechts.
- Der Rumpf wird zeitgleich aus der Hüfte heraus vorgebeugt und bildet mit dem hinteren Bein eine Gerade.
- Den linken Arm ausstrecken. Finde deine Balance.
- Dann den linken und rechten Arm im Wechsel zurück- und wieder nach vorn schwingen.

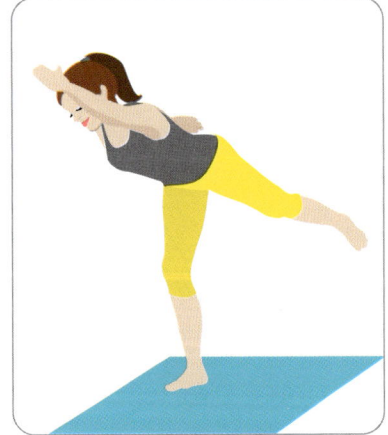 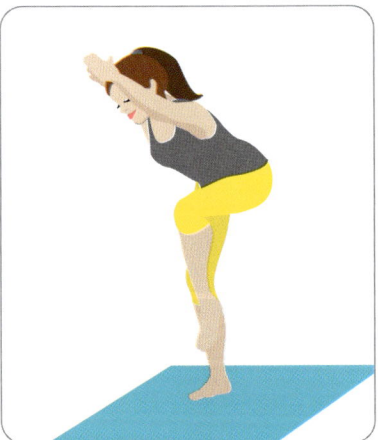

- 10-mal wiederholen.
- Zuletzt das gestreckte Bein anwinkeln und erneut strecken, die Arme weiter pendeln lassen.

- Die Übung zur anderen Seite ebenfalls 10-mal wiederholen.

DIAGONALE

- Stell dich gerade hin.
- Das rechte Knie anwinkeln und die linke Hand zum angewinkelten Knie führen
- Verlagere das Gewicht auf das Standbein.
- Die Balance halten.
- Dehne dann den Rücken, indem du das Bein beim Einatmen seitlich ausstreckst.
- Den linken Arm zeitgleich weit nach oben zur Seite ziehen.
- Behalte einen geraden Rücken; den Rumpf nicht nach vorne beugen.

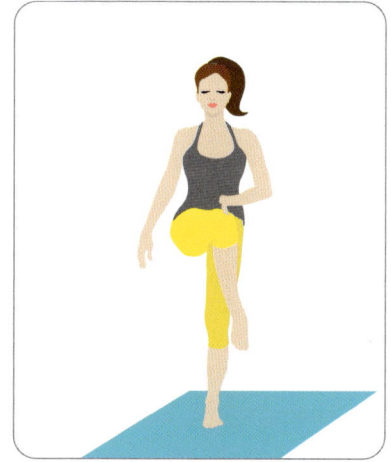 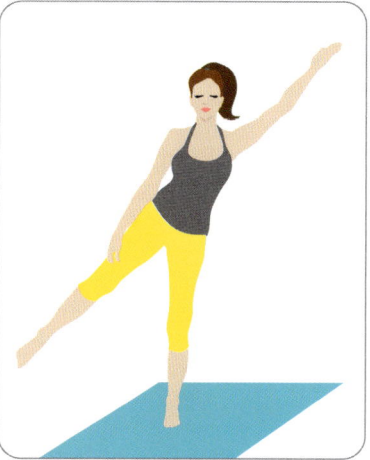

- Beim Ausatmen wieder Knie und Hand zusammenführen.
- Die Übung 10-mal hintereinander ausführen.

- Dann die Position lösen und gerade stehen.
- Die Übung 10-mal zur anderen Seite ausführen.

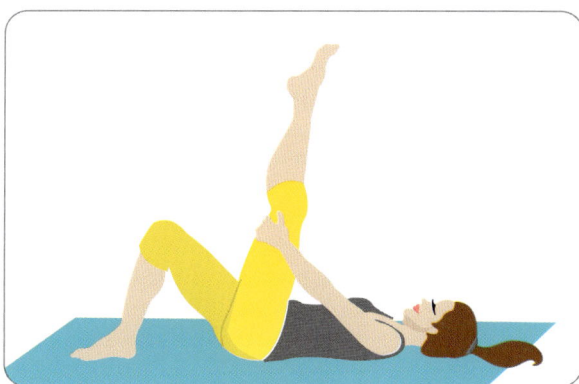

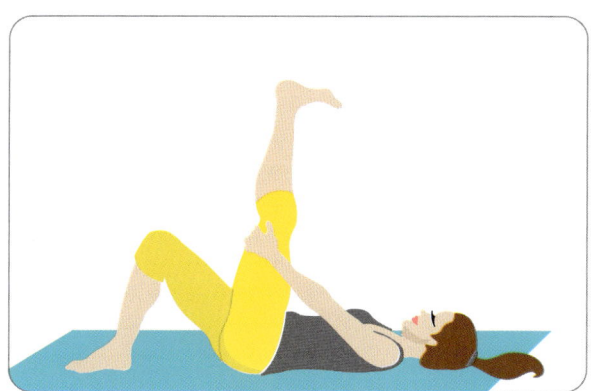

COOL-DOWN

- Lege dich ausgestreckt auf den Rücken.
- Atme tief ein und aus.
- Die Beine sind angewinkelt.
- Strecke das linke Bein hoch, ziehe es zum Körper, indem du die Hände unter die Kniekehlen legst.
- Der Kopf bleibt auf dem Boden.
- Strecke die Fußspitzen zur Decke, ziehe die Fußspitzen dann hinab Richtung Boden.
- Im Wechsel 30 Sekunden lang den Fuß strecken und anziehen.
- Genieße die Dehnung des Rückens.
- Dann die Seite wechseln, die Übung erneut 30 Sekunden lang ausführen.

RÜCKEN-WORKOUT 4

Gib alles!

Bei diesem Workout geht's richtig ran an die entscheidenden Muskeln. Der gesamte Rücken, aber auch Po, Beine und Arme sind gefragt. Wenn du bisher wenig trainiert hast, mach die Übungen, so gut du kannst. Beim nächsten Mal schaffst du bestimmt schon eine Wiederholung mehr oder kannst die Position ein kleines bisschen länger halten!

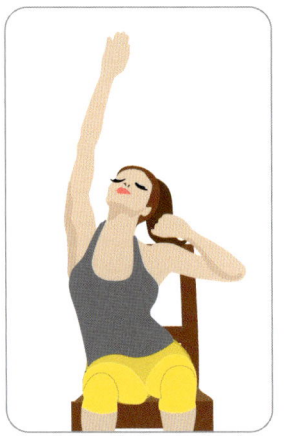 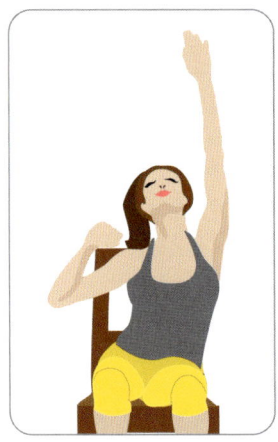

WARM-UP

- Setz dich aufrecht auf einen Stuhl.
- Die Beine stehen hüftbreit auf dem Boden.
- Strecke nun im Wechsel erst die rechte, dann die linke Hand weit nach oben.
- Der jeweils andere Arm wird dabei auf Schulterhöhe abgesenkt und angewinkelt.
- Atme beim Hochstrecken des Arms ein, beim Lösen und Absenken des Arms wieder aus.
- Atme tief in die gestreckte Vorder- und Rückseite des Oberkörpers.
- Spüre bewusst die Streckung deiner Wirbelsäule.

OBERKÖRPERSTRECKUNG

- Lege dich auf den Bauch. Dabei lang strecken.
- Die Hände an den Körper legen.
- Der Kopf schwebt über dem Boden.
- Jetzt den Oberkörper anheben und wieder senken.
- Spanne dabei die Bauchmuskulatur an.
- Kopf und Rücken nicht hängen lassen.
- 10-mal wiederholen.
- Dann die Arme anwinkeln, die Hände zu den Schläfen führen.
- Wieder den Oberkörper 10-mal heben und senken.
- Durchatmen.

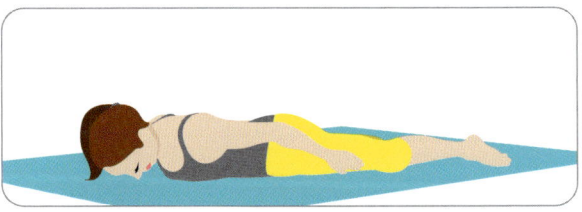

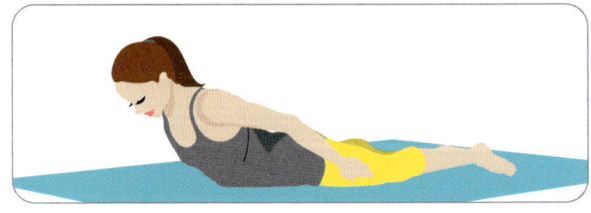

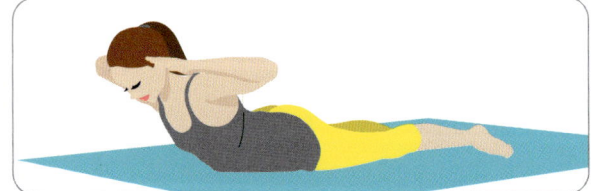

BODENSCHAUKEL I

- Strecke dich in Bauchlage auf dem Boden aus.
- Die Arme nach vorn strecken, den Oberkörper leicht anheben, und nun die Arme und Beine versetzt hoch und runter wippen.
- 10 Wiederholungen machen.
- Dann Beine und Arme gleichzeitig anheben.
- Die Position kurz halten.
- Schultern und Nackenpartie nicht anspannen!
- In dieser Haltung auf und ab schaukeln.
- Dann auf den Rücken drehen und den Rücken rund machen.
- Dazu die Knie anziehen und den Kopf zu den Knien ziehen.
- Übe anschließend Druck auf die Knie aus, stemme dazu die Hände gegen die Knie.
- Spüre die angenehme Gegenbewegung zur Anfangsübung!
- Entspanne dich und lege dich kurz auf den Rücken.

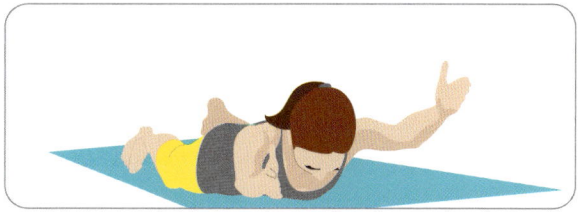

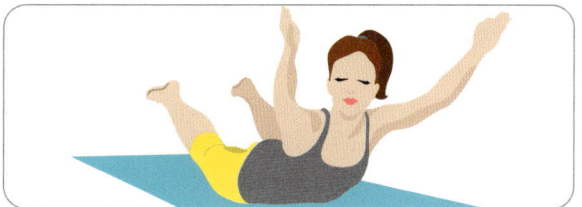

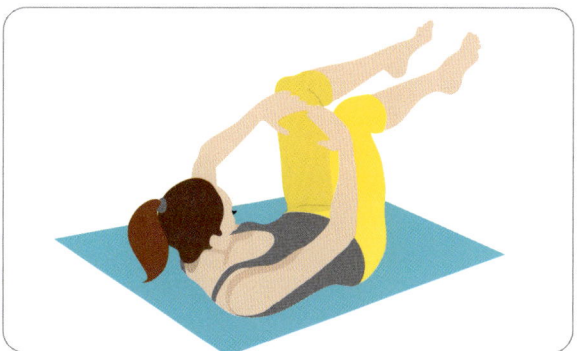

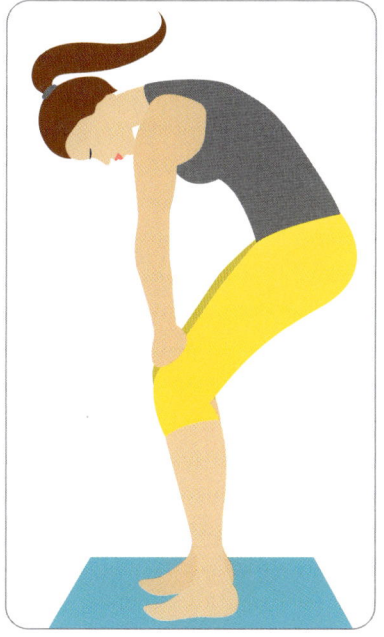

COOL-DOWN

- Stell dich gerade hin.
- Senke den Kopf.
- Die Hände liegen auf den Oberschenkeln.
- Senke den Oberkörper, indem du langsam Wirbel für Wirbel von der Hüfte aus abwärts rollst.
- Atme dabei aus.
- Dann richte dich langsam wieder auf.
- Ruhig ein- und ausatmen.

RÜCKEN-WORKOUT 5

An- und Entspannung

Der „Katzenbuckel" mobilisiert wunderbar deinen Rücken als Vorbereitung auf die anschließende Kraftübung. Achte beim „diagonalen Vierfüßlerstand" darauf, dass deine Schultern über den Handgelenken sind, und du das Bein nicht zu hoch hebst - immer schön in Verlängerung der Wirbelsäule halten.

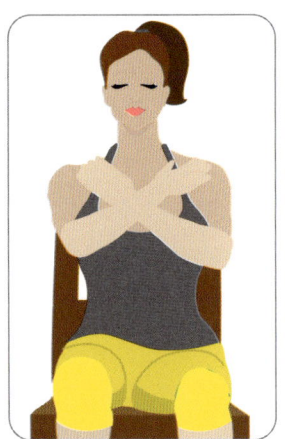 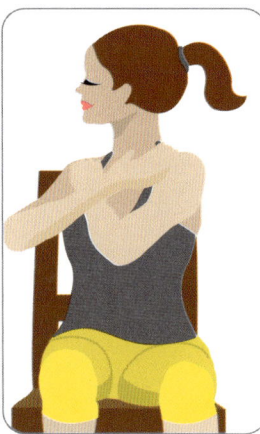

WARM-UP

- Setz dich aufrecht auf einen Stuhl.
- Die Hände vor der Brust kreuzen, die Handflächen auf den Oberkörper legen.
- Die Fingerspitzen weisen in Richtung der Schultern.
- Dann Rumpf und Kopf zur rechten Seite drehen. Der Bewegung nachspüren.
- 3-mal tief durchatmen. Zurück zur Mitte kommen.
- Dann Rumpf und Kopf zur linken Seite drehen.
- Wieder 3-mal durchatmen.
- Dann die Position lösen und entspannen.

KATZENBUCKEL

- Begib dich in den Vierfüßler-stand.
- Den Kopf sanft in den Nacken legen, die Wirbelsäule durch-hängen lassen.
- Dann den Rücken rund machen.
- Langsam nach hinten auf die Fersen setzen.
- Entspannen und wieder auf-richten.
- Die Übung 10-mal wiederholen.

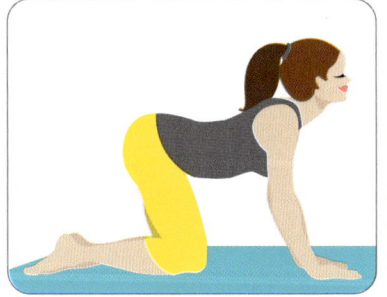 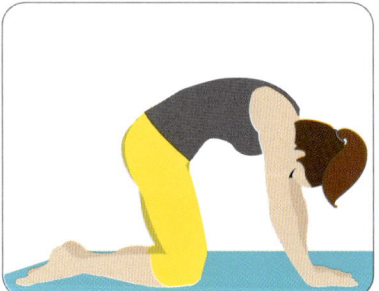

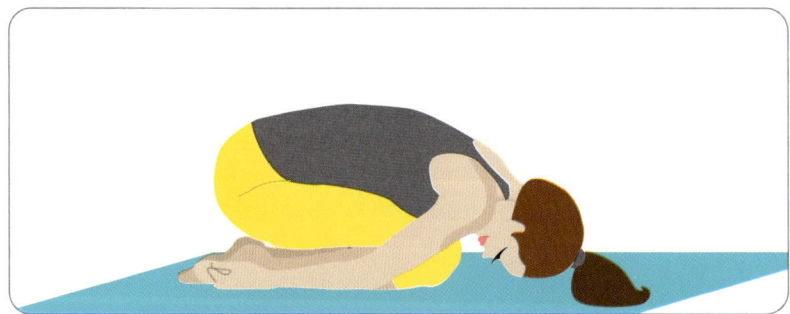

DIAGONALER VIERFÜSSLERSTAND

- Nimm den Vierfüßlerstand ein.
- Den Rücken dabei nicht durch-hängen lassen.
- Dann das linke Bein nach hinten ausstrecken, zeitgleich den rechten Arm nach vorn strecken.
- Die Spannung in Gesäß und Beinen spüren.
- Dann zurück zum Boden kommen.
- Erneut anheben und senken.
- 10 Wiederholungen machen, dann die Seite wechseln.
- Diesmal das rechte Bein nach hinten ausstrecken, den linken Arm nach vorn strecken.
- Achte darauf, den Kopf nicht in den Nacken zu legen.

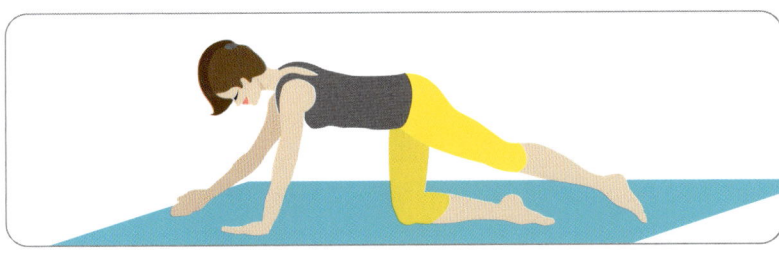

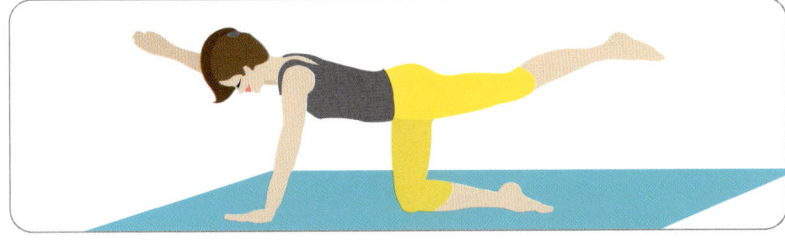

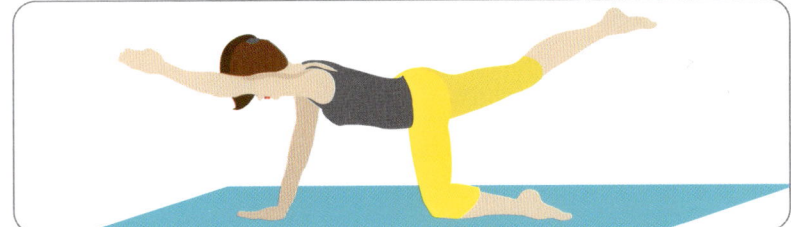

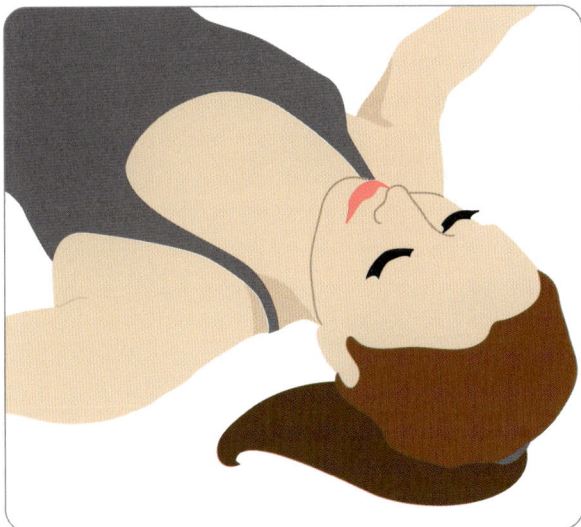

COOL-DOWN

- Lege dich entspannt auf den Rücken.
- Alle Spannung fällt von dir ab.
- Atme tief in den Bauch.
- Du musst nichts tun.
- Nimm dir einige Minuten Zeit, den kostbaren Ruhemoment zu genießen.
- Die Atmung wird ruhiger, die Gesichtszüge sind entspannt und gelöst.

RÜCKEN-WORKOUT 6

Planken für Profis

So ein Ellbogenstand - aka Plank - ist ja schon eine Herausforderung an sich. Aber kannst du noch einen drauflegen? Beim abwechselnden Heben der Beine sind Kraft, Koordination und Balance gefragt. Anschließend darfst du dafür ein bisschen schaukeln gehen.

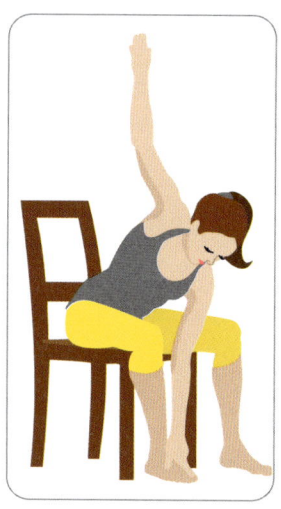
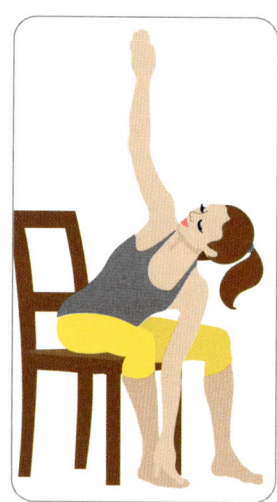

WARM-UP

- Setz dich aufrecht auf einen Stuhl.
- Die Füße stehen hüftbreit auf dem Boden.
- Beuge dich nun nach vorn hinab, den rechten Arm dabei hoch nach oben strecken, die linke Hand liegt möglichst am rechten Fuß.
- Der Kopf schaut nach unten zum Fuß.
- Durchatmen.
- Dann den Kopf langsam nach oben drehen.
- Der Blick ruht auf der gestreckten Hand.
- Dann die Seite wechseln und die Übung wiederholen.

ELLBOGENSTAND PLUS

- Nimm den Vierfüßlerstand ein.
- Platziere nun die Ellbogen schulterbreit auf dem Boden.
- Die Fußspitzen aufstellen, die Beine strecken, das Gesäß nach oben stemmen.
- Der Rücken ist gerade.
- Jetzt abwechselnd das rechte und linke Bein heben und senken.
- 10-mal hintereinander ausüben, dann wieder zurück in den Vierfüßlerstand kommen.

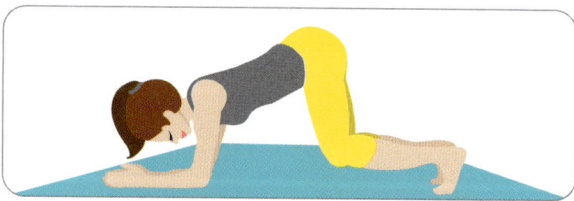
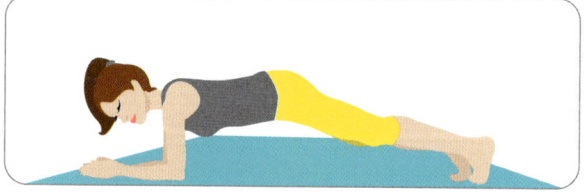
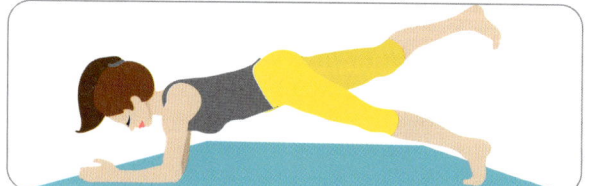

BODENSCHAUKEL I

- Strecke dich in Bauchlage auf dem Boden aus.
- Die Arme nach vorn strecken, den Oberkörper leicht anheben, und nun die Arme und Beine versetzt hoch und runter wippen.
- 10 Wiederholungen machen.
- Dann Beine und Arme gleichzeitig anheben.
- Die Position kurz halten.
- Schultern und Nackenpartie nicht anspannen!
- In dieser Haltung auf und ab schaukeln.
- Dann auf den Rücken drehen und den Rücken rund machen.
- Dazu die Knie anziehen und den Kopf zu den Knien ziehen.
- Übe anschließend Druck auf die Knie aus, stemme dazu die Hände gegen die Knie.
- Spüre die angenehme Gegenbewegung zur Anfangsübung!
- Entspanne dich und lege dich kurz auf den Rücken.

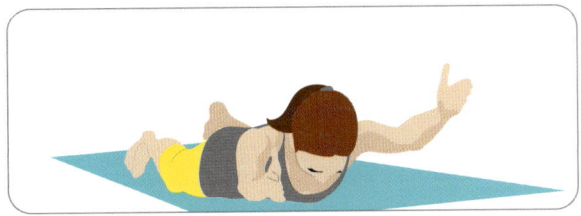

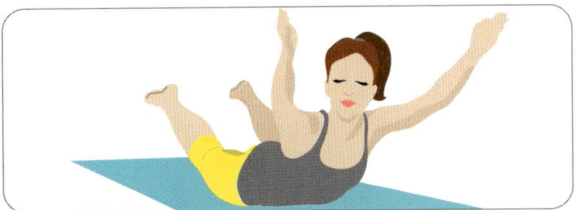

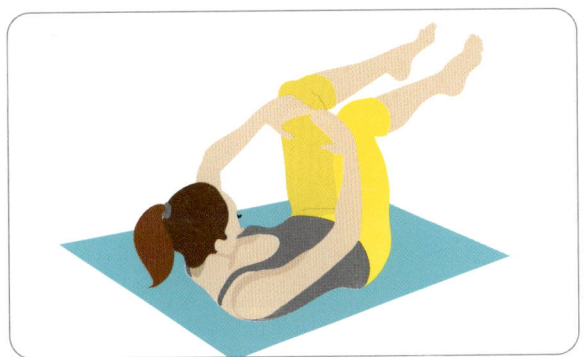

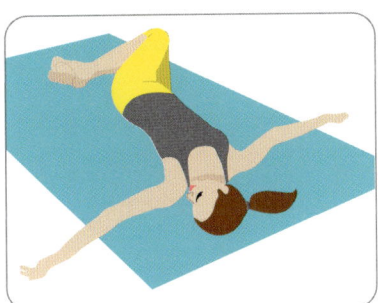

COOL-DOWN

- Lege dich ausgestreckt auf den Boden.
- Atme tief ein und aus.
- Die Arme sind seitlich ausgestreckt.
- Die Beine sind angewinkelt.
- Die Knie dehnen jetzt langsam zur rechten Seite.
- Der Kopf dreht nach links.
- Das Becken möglichst auf dem Boden liegen lassen.
- Atme 30 Sekunden lang in die gestreckte Körperseite hinein.

- Dann das untere Bein ausstrecken, das obere Bein zur Seite strecken.
- Wieder 30 Sekunden in der Position verweilen.
- Die Knie dann wieder anwinkeln und zurück zur Mitte kommen.
- Die Übung zur anderen Seite wiederholen.
- Dabei tief durchatmen und den Rücken genüsslich dehnen und entspannen.

RÜCKEN-WORKOUT 7

Schaukeln und stützen

Wenn du bei der „Bodenschaukel II" nicht gleich beide Füße zu fassen bekommst, nicht schlimm: Führe erst rechtes Fußgelenk und rechte Hand zusammen, kurz halten, dann Seitenwechsel. Fortgeschrittene können den „gestützten Seitenstand" auch mit gestreckten Beinen ausführen, das lässt die Muskeln richtig zittern!

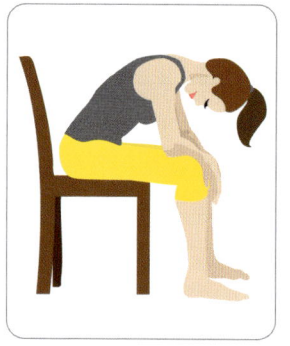 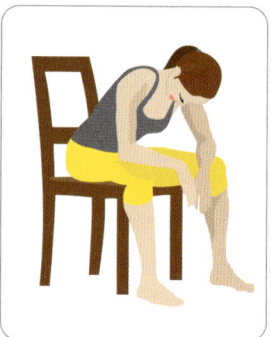

WARM-UP

- Aufrecht sitzen, dann leicht vorbeugen.
- Die Arme sind auf dem Oberschenkel aufgestützt.
- Den Kopf entspannt nach unten hängen lassen.
- 10-mal durchatmen.

BODENSCHAUKEL II

- Strecke dich in Bauchlage auf dem Boden aus.
- Die Arme nach vorn strecken, den Oberkörper leicht anheben, und nun die Arme und Beine versetzt hoch und runter wippen.
- 10 Wiederholungen machen.

- Dann Beine und Arme gleichzeitig anheben und die Füße umfassen.
- Die Position kurz halten.
- Schultern und Nackenpartie nicht anspannen!
- In dieser Haltung auf und ab schaukeln.
- Dann auf den Rücken drehen und den Rücken rund machen.

- Dazu die Knie anziehen und den Kopf zu den Knien ziehen.
- Übe anschließend Druck auf die Knie aus, stemme dazu die Hände gegen die Knie.
- Spüre die angenehme Gegenbewegung zur Anfangsübung!
- Entspanne dich und lege dich kurz auf den Rücken.

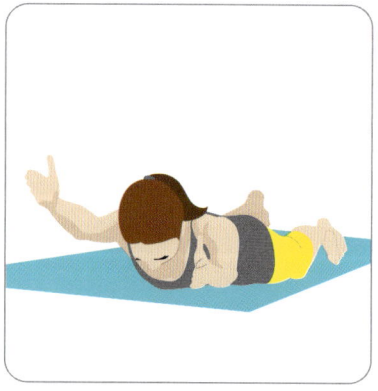 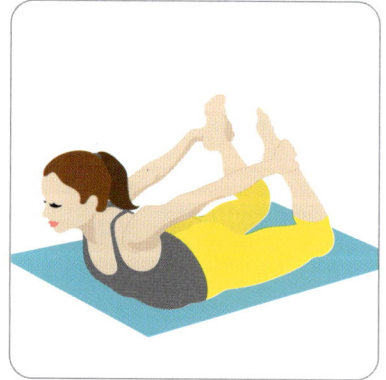 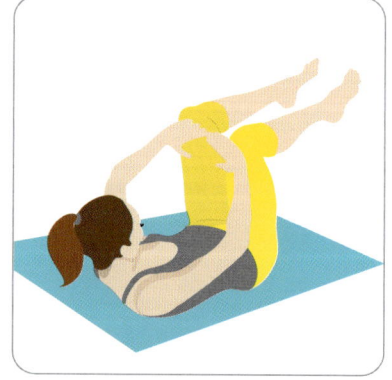

GESTÜTZTER SEITENSTAND

- Begib dich in die Seitenlage. Stütze den rechten Ellbogen auf.
- Die Knie anwinkeln, jetzt das Becken hochstemmen, dabei die Bauchmuskulatur kräftig anspannen.
- Das Gewicht auf Unterarm und Unterschenkel verlagern.
- Die Position einen Moment lang halten.
- Dann wieder zum Boden absinken.
- 10 Wiederholungen.
- Jetzt die Übung weiter ausbauen und intensivieren:
- Stemme dich wieder hoch, dabei aber den linken Arm zur Decke strecken, das linke Bein ausstrecken und heben.
- Ebenfalls die Spannung einen Moment halten, dann zum Boden zurückkommen.
- 10-mal wiederholen, dann die Seite wechseln.
- Vergiss nicht durchzuatmen!

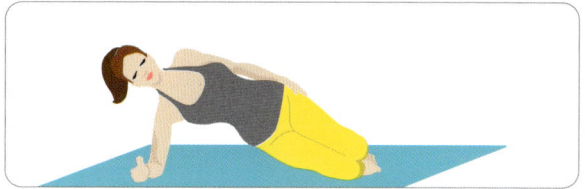

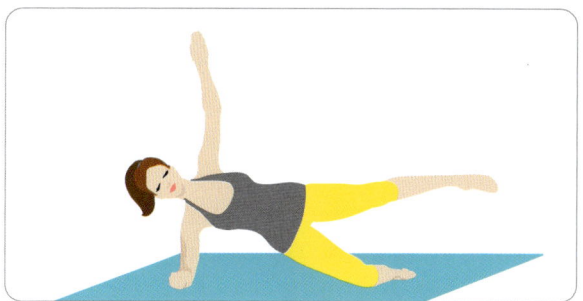

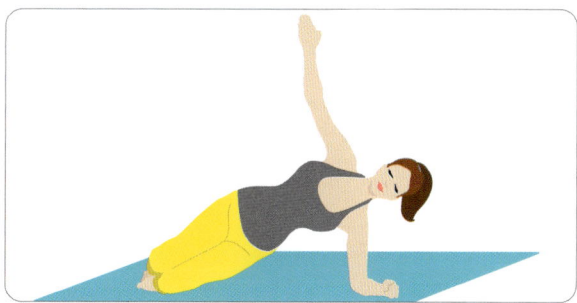

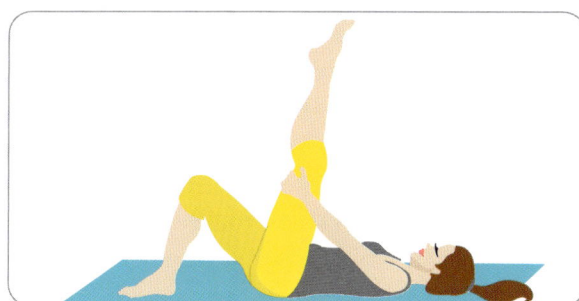

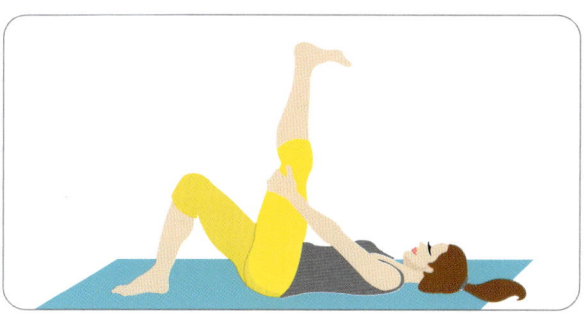

COOL-DOWN

- Lege dich ausgestreckt auf den Rücken.
- Atme tief ein und aus.
- Die Beine sind angewinkelt.
- Strecke das linke Bein hoch, ziehe es zum Körper, indem du die Hände unter die Kniekehlen legst.
- Der Kopf bleibt auf dem Boden.
- Strecke die Fußspitzen zur Decke, ziehe die Fußspitzen dann hinab Richtung Boden.
- Im Wechsel 30 Sekunden lang den Fuß strecken und anziehen.
- Genieße die Dehnung des Rückens.
- Dann die Seite wechseln, die Übung erneut 30 Sekunden lang ausführen.

ENTSPANNTE AUGEN

Schongang

Bei viel Bildschirmarbeit leiden häufig unsere Augen, ohne dass wir es richtig mitbekommen. Trockenheit, Juckreiz, Kopfschmerzen sind die Folge. Mit den kleinen Übungen auf dieser Doppelseite gönnst du zwischendurch deinen Augen etwas Wellness und kannst erfrischt weiterarbeiten.

BLINZELN

Etwa eine Minute lang blinzeln, so locker und schnell wie möglich. Das löst den starren „Bildschirmblick", versorgt die Augen mit Tränenflüssigkeit und trainiert die Augenmuskeln. Mehrmals pro Tag wiederholen.

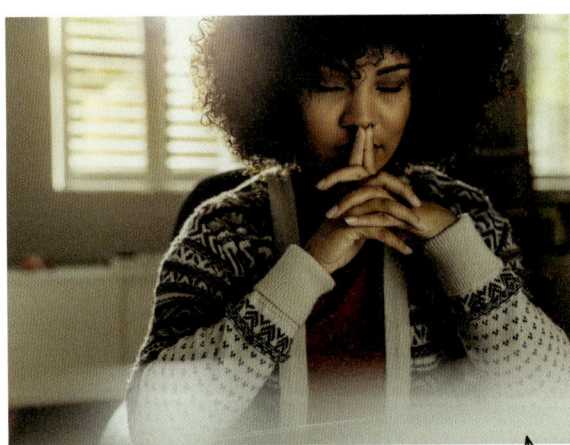

Augen zu – das entspannt auch den Geist

AUGEN SCHLIESSEN

Entspannt Augen und Geist: Augen schließen und für mindestens 10 Atemzüge geschlossen halten. Tief ein- und ausatmen.

PALMIEREN

Handflächen aneinander reiben, bis sie warm sind, dann leicht gewölbt für ca. 15 Sekunden über die geschlossenen Augen legen.

FERNBLICK

Ein anhaltender Bildschirmblick ist anstrengend für die Augenmuskeln. Ideal wäre es, den Blick mindestens einmal pro halbe Stunde in die Ferne zu richten. Damit ist aber die tatsächliche Ferne gemeint, nicht der Blick durchs Zimmer: 40 Meter sollten es mindestens sein. Also aufstehen (da freut sich auch der Rücken) und aus dem Fenster blicken.

MASSAGE

Augen schließen und mit den Fingerkuppen den Rand der Augenhöhlen massieren, mit beiden Händen und an beiden Augen gleichzeitig: An der Nasenwurzel beginnen, dann nach außen über die Augenbrauen bzw. den Knochen unterhalb der Augenbrauen entlang bis zur Schläfe. Anschließend den Rand der Jochbeine unterhalb der Augen massieren. Mehrfach wiederholen.

ABSTAND VERÄNDERN

Mit einigem Abstand vor ein Bücherregal oder ein Poster an der Wand stellen und ein Wort fixieren, das gerade noch lesbar ist. Nun einen Schritt nach vorn machen, Wort erneut fixieren. Dann zwei Schritte zurück machen und wieder fixieren. Mehrfach wiederholen und immer abwarten, bis sich das Wort „scharf gestellt" hat.

LUFTMALEREI

Einen Zeigefinger in etwa 20 cm Abstand vor die Augen halten und Zahlen, Buchstaben oder einfach Kringel in die Luft malen. Der Blick folgt der Fingerspitze. Zunehmend die Geschwindigkeit steigern, bis die Augen kaum noch folgen können. Anschließend die Augen schließen und entspannen.

NAH UND FERN

Einen Punkt in nächster Nähe (nicht den Bildschirm!) mit den Augen fixieren, dann einen Punkt in möglichst großer Entfernung, immer im Wechsel. Dabei so lange auf den Punkt sehen, bis er scharf ist.

BLICK IM DUNKELN

Die Augen schließen und mit geschlossenen Augen abwechselnd nach oben und unten „blicken". Dann nach links und rechts, anschließend im Kreis herum „gucken". Die Augen bleiben stets geschlossen. Die Blickbewegung lockert und trainiert die Augenmuskeln, die Dunkelheit entspannt sie gleichzeitig.

KALTE DUSCHE

Gegen müde Augen helfen kalte Wassergüsse: Augen geschlossen halten und mit beiden Händen Wasser gegen die Lider „schaufeln". Mehrfach hintereinander.

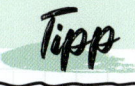

Tipp

Die beste Augenpflege sind immer noch häufiges Blinzeln – denn das vergessen wir öfter, als man denkt! – und regelmäßige Bildschirmpausen. 20 Sekunden helfen schon! Mindestens einmal pro Stunde, besser aber alle 20 Minuten den Blick vom Bildschirm wenden und idealerweise eine beliebige Augenübung durchführen.

BAUCH-BEINE-PO-WORKOUT 1

Klassiker

Dieses Kurzworkout kräftigt Bauch, Beine und Po mit zwei ganz klassischen, sehr effektiven Übungen. Achte beim Kniefall darauf, dass das vordere Knie über dem Fußgelenk steht, damit du deine Knie nicht schädigst. Sit-Ups: Die Kraft kommt aus dem Bauch! Nicht mit den Händen mithelfen und die Ellbogen schön weit geöffnet lassen.

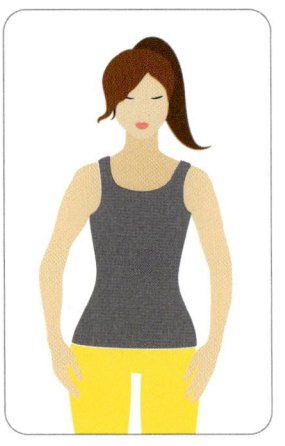
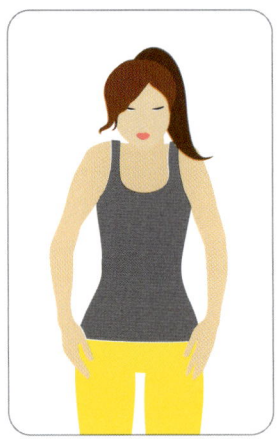

WARM-UP

- Stell dich gerade hin und atme durch.
- Spanne die Bauchmuskulatur an.
- Rolle die Schultern leicht zurück.
- Das Becken wird ein wenig nach vorn gekippt, der Bauchnabel Richtung Wirbelsäule gezogen, sodass die Wirbelsäule gerade ist.
- Die Füße stehen parallel zueinander.
- Wiederhole diese Übung insgesamt 10-mal.

KNIEFALL

- Stell dich gerade hin.
- Stemme dabei die Hände in die Hüften.
- Stell dann das linke Bein leicht angewinkelt nach hinten, nur die Fußspitze berührt den Boden.
- Beuge jetzt das hintere Bein, sinke nach unten Richtung Boden.
- Der Oberkörper bleibt aufgerichtet.
- Halte die Körperspannung, spanne hierzu vor allem die Bauchmuskulatur an.
- Richte dich auf, indem du beide Beine wieder streckst, der hintere Fuß rollt von der Zehenspitze bis zur Ferse ab.
- Wiederhole die Übung 3-mal oder öfter.
- Wechsel dann zur anderen Seite, wiederhole die Übung auch hier 3-mal oder öfter.

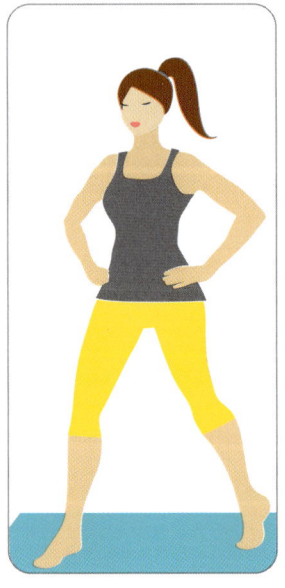
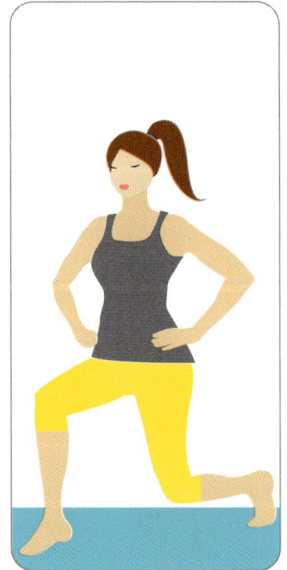

RUMPFBEUGE ODER SIT-UP

- Leg dich auf den Rücken.
- Stell die Füße auf den Boden, sodass Ober- und Unterschenkel einen rechten Winkel bilden, die Füße stehen hüftweit auseinander.
- Verschränke die Hände hinter dem Kopf, die Ellbogen zeigen nach außen.
- Ziehe beim Einatmen den Oberkörper nach oben, indem du die Bauchmuskeln anspannst.
- Drücke dabei die Wirbelsäule fest gegen den Boden.
- Hebe den Kopf und die Schultern vom Boden ab.
- Das Kinn ist handbreit von der Brust entfernt.
- Halte die Position einen Moment.
- Dann langsam beim Ausatmen den Oberkörper wieder zum Boden sinken lassen.
- 10-mal wiederholen.

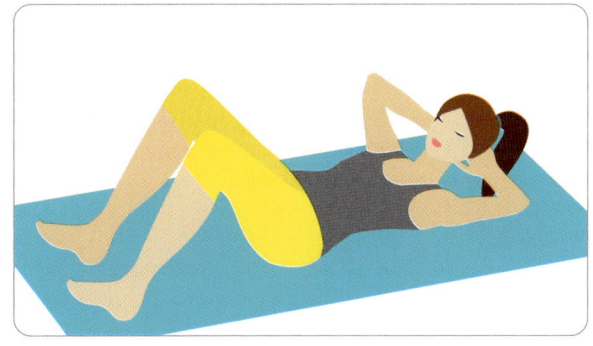

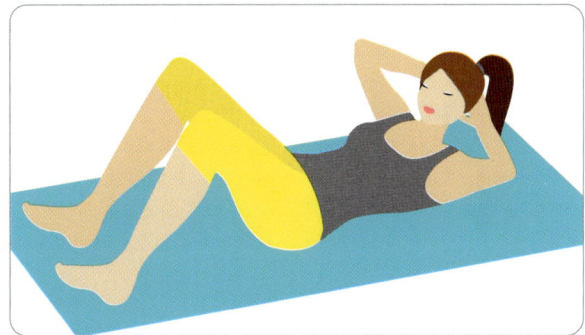

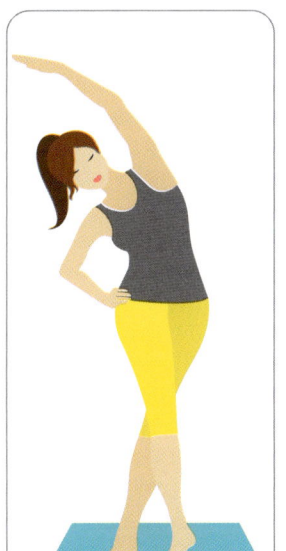

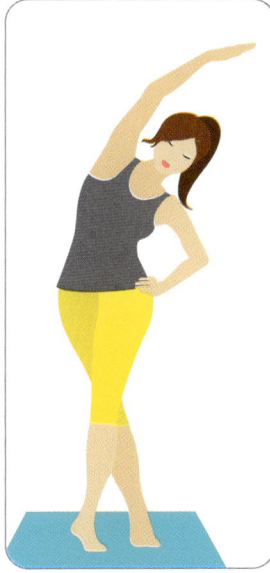

COOL-DOWN

- Kreuze die Beine, indem du den rechten vor den linken Fuß stellst.
- Die rechte Hand wird in die Hüfte gestemmt.
- Der linke Arm wird nach oben gestreckt, der Oberkörper zur rechten Seite gebeugt.
- Dehne dich ausgiebig zur Seite.
- Tief durchatmen.
- 30 Sekunden lang in der Position verweilen.
- Dann die andere Seite dehnen.

BAUCH-BEINE-PO-WORKOUT 2

Ab aufs Rad!

In dieser 10-Minuten-Fitnesspause wird's dynamisch. Führe die Bewegungen trotzdem sorgfältig aus, führe das Bein beim Beinstrecker nicht zu hoch, achte beim Sit-Up-Bike darauf, dass die Bauchmuskeln die Hauptarbeit machen, nicht der Nacken. Wie viele Wiederholungen schaffst du heute?

WARM-UP

- Stell dich gerade hin.
- Stemme die Hände in die Hüften.
- Verlagere dein Gewicht auf die rechte Seite.

- Setze den linken Fuß seitlich nach außen, tippe mit der Zehenspitze auf den Boden.
- Komm zurück zur Mitte und beuge die Knie.
- Dann das Gewicht auf die linke Körperseite verlagern.

- Tippe jetzt mit der rechten Fußspitze auf den Boden.
- Wieder zurück zur Mitte kommen.
- Im Wechsel 20-mal wiederholen, pro Seite 10-mal.

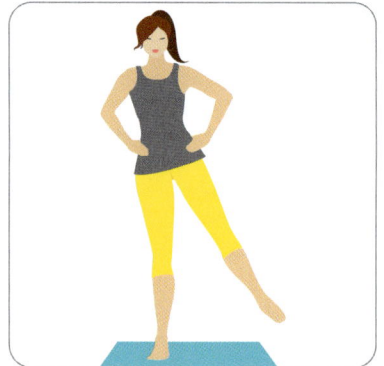 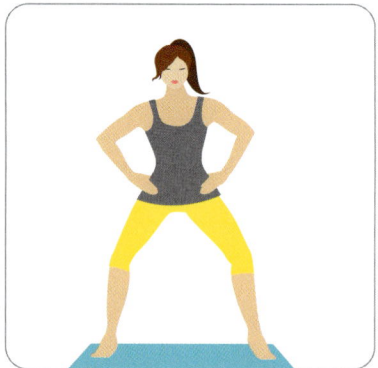 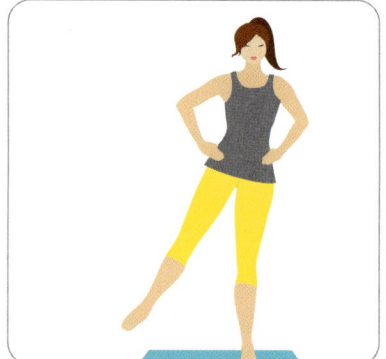

SIT-UP-BIKE

- Liegeposition.
- Die Hände zum Kopf führen.
- Die Beine ausstrecken.
- Dann eine schräge Rumpfbeuge zur rechten Seite machen, dabei das rechte Bein anwinkeln, den linken Ellbogen zum Knie führen.
- Dann eine schräge Rumpfbeuge nach links ausführen, im Wechsel das linke Knie und den rechten Ellbogen zusammenführen.
- Die Übung insgesamt 10-mal wiederholen.

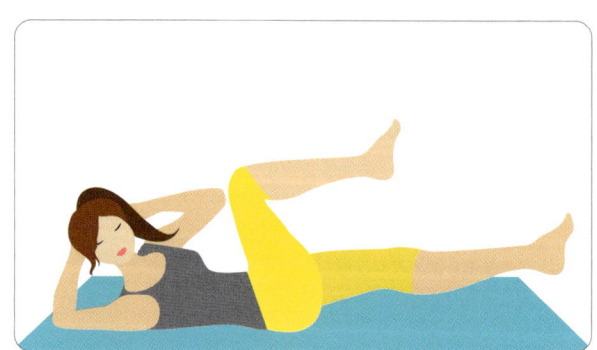

BEINSTRECKUNG

- Vierfüßlerstand.
- Die Unterarme parallel zueinander auf den Boden legen, die Handflächen sind einander zugewandt.
- Das linke Bein anwinkeln und unter den Körper ziehen, dann weit nach hinten ausstrecken.
- Die Zehenspitzen weisen zum Fußboden.
- Dann das Bein wieder anwinkeln und nach vorn ziehen.
- 10-mal wiederholen.
- Dann die Übung mit dem rechten Bein 10-mal wiederholen.

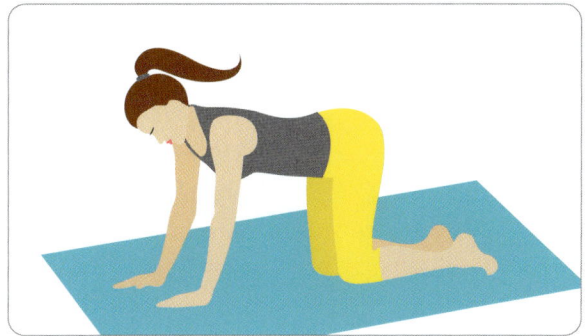

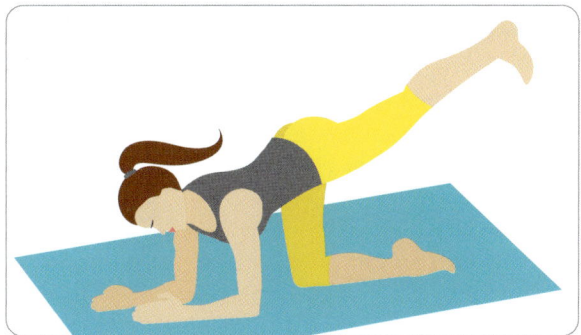

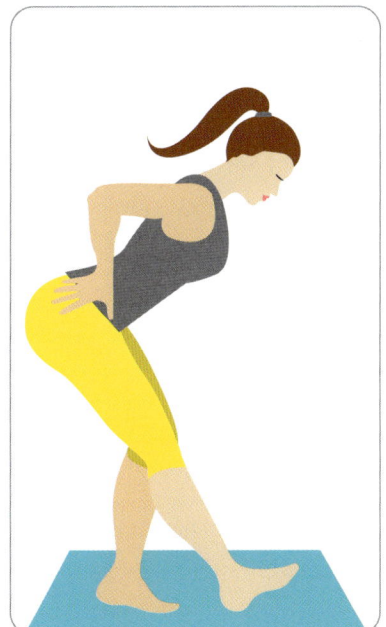

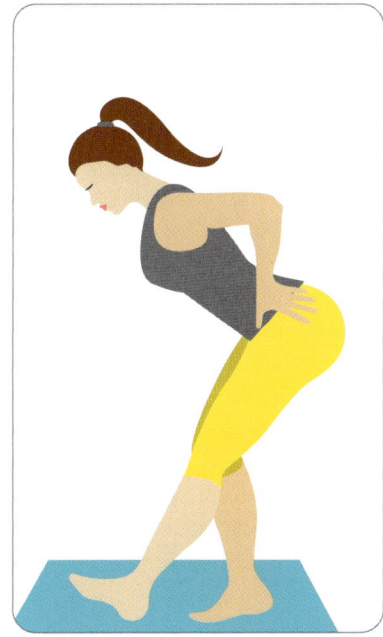

COOL-DOWN

- Strecke das rechte Bein nach vorn, stell die Ferse auf.
- Stütze dich mit den Händen auf den Hüften ab.
- Schiebe den Po nach hinten, bis die Dehnung deutlich zu spüren ist.
- Halte den Rücken gerade.
- 10 Sekunden lang die Position halten.
- Dann zur anderen Seite wechseln.
- Ebenfalls 10 Sekunden dehnen.

BAUCH-BEINE-PO-WORKOUT 3

Power & Schwung

Die Powerpose kennst du ja bereits aus den Einzelübungen und beherrschst sie sicher schon. Bei der Bauch- und Beinübung mit Stuhl bitte immer gut die Körperspannung halten und die Bewegungen so genau wie möglich ausführen, nur so ist die Übung effizient. Und bitte nicht den Bürodrehstuhl verwenden …

WARM-UP

- Stell dich gerade hin.
- Die Handflächen liegen auf den Oberschenkeln.
- Beuge dich langsam von der Hüfte aus nach vorn.
- Lass den Kopf sanft nach unten sinken.
- Richte dich langsam, Wirbel für Wirbel, wieder auf.
- Lass den Kopf dabei locker nach vorn hängen.
- Spanne die Schulterpartie nicht an.
- 10-mal wiederholen.

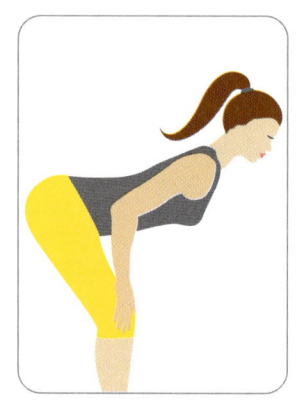 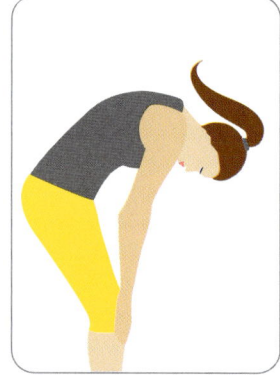

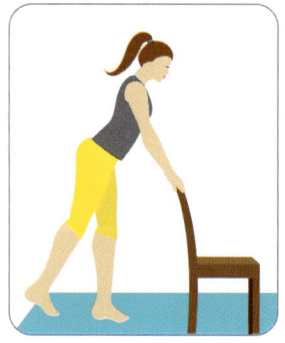 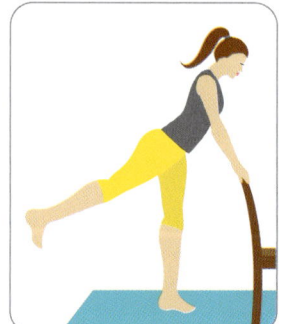

BEINSCHWUNG AM STUHL

- Stell dich hinter einen Stuhl, die Füße stehen parallel nebeneinander, stütze dich auf die Rückenlehne.
- Der Oberkörper ist leicht nach vorn gebeugt, der Rücken bleibt gerade.
- Führe das rechte Bein schwungvoll nach hinten, spanne dabei Po- und Bauchmuskeln an.
- Die Fußspitze weist in Richtung Schienbein.
- Beuge und strecke auch den Unterschenkel.
- Zieh das gebeugte Bein hinab und strecke es wieder hoch.
- Das Becken bleibt dabei fest und ist gerade nach vorn gerichtet.
- Kein Hohlkreuz machen!
- 8-mal pro Bein wiederholen.
- Dann die Beinmuskeln ausschütteln.

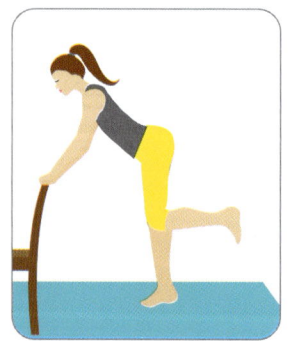 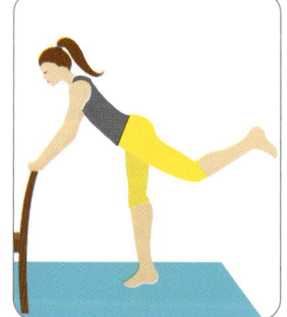

POWERPOSE

- Stell dich gerade hin.
- Nimm die Schultern leicht zurück.
- Atme ein.
- Dehne deinen Brustkorb.
- Beuge beim Ausatmen die Knie, spanne die Gesäßmuskulatur an.
- Führe die Hände dabei vorn zusammen.
- Presse die Hände kräftig gegeneinander.
- Spanne nun die Oberschenkelmuskulatur an.
- Halte die Spannung mindestens einen oder mehrere Atemzüge lang.
- Dann richte dich beim Einatmen wieder auf und zieh dabei die Arme kräftig nach hinten, die Hände werden zu Fäusten geballt.
- Halte die Spannung.
- Im Anschluss erneut die Knie beugen, die Hände wieder gegeneinanderpressen.
- 3-mal oder öfter wiederholen.

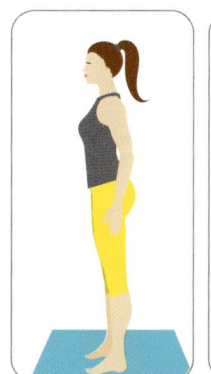
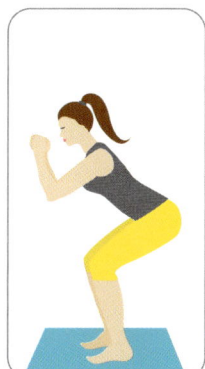
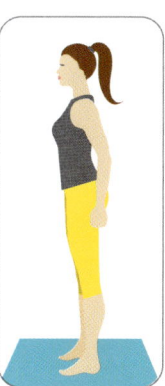
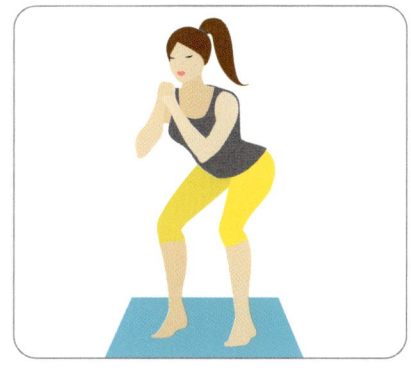

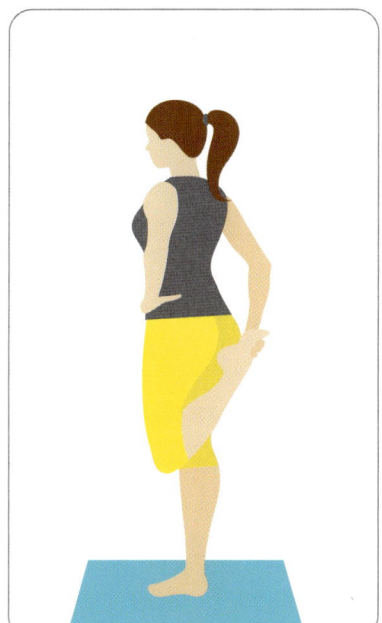
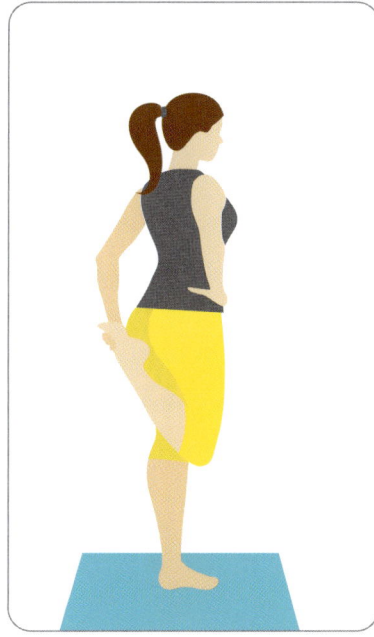

COOL-DOWN

- Im Stehen das linke Bein anwinkeln.
- Mit der rechten Hand (bzw. beiden Händen) den Fuß umfassen.
- Zieh die Ferse nah an den Po, spüre die Dehnung im vorderen Oberschenkel.
- 10 Sekunden lang die Position halten.
- Dann zur anderen Seite wechseln.
- Ebenfalls 10 Sekunden lang dehnen.

BAUCH-BEINE-PO-WORKOUT 4

Crunchen & strecken

Ob gerade oder schräg, mit dieser super effizienten Sit-Up-Übung deckst du beide Bauchmuskelgruppen ab. Im zweiten Teil nicht über die Seite hochrollen, die Kraft kommt aus der Körpermitte. Wer beim Beinstrecker noch etwas mehr möchte, streckt gemeinsam mit dem rechten Bein den linken Arm aus.

WARM-UP

- Stell dich gerade hin, die Beine hüftbreit auseinander.
- Verlagere das Gewicht nach rechts, schwinge den rechten Arm dabei gestreckt nach oben zur Seite, der linke Arm wird gebeugt und weist ebenfalls nach rechts.
- Zurück zur Mitte kommen, die Knie beugen, dabei die Arme nach unten führen.
- Dann das Gewicht zur linken Seite verlagern, dabei schwungvoll die Arme nach links führen.
- 20-mal wiederholen, 10-mal pro Seite.

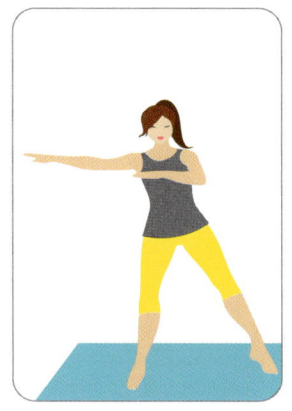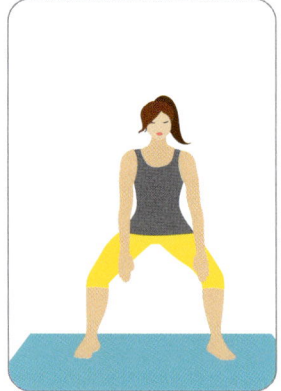

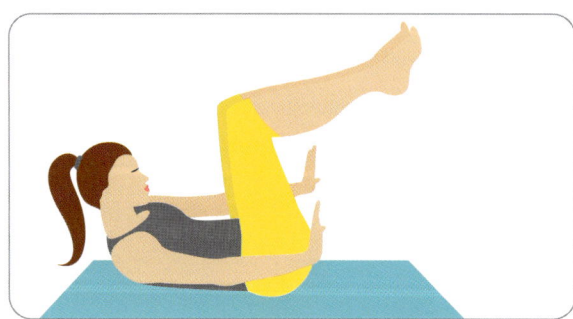

SIT-UP-WINKEL

- Rückenlage.
- Die Beine anwinkeln, zieh dich dabei hoch, Kopf und Schultern heben sich vom Boden.
- Die Arme werden nach vorn gestreckt, die Hände sind angespannt, die Fingerspitzen weisen nach oben.
- Wieder zurücksinken.
- 5-mal wiederholen.
- Dann die Übung zur rechten und zur linken Seite ausführen, jeweils 3 Wiederholungen.

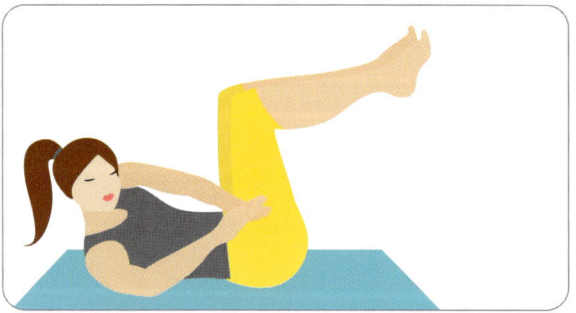

BEINSTRECKUNG

- Vierfüßlerstand.
- Die Unterarme parallel zueinander auf den Boden legen, die Handflächen sind einander zugewandt.
- Das linke Bein anwinkeln und unter den Körper ziehen, dann weit nach hinten ausstrecken.
- Die Zehenspitzen weisen zum Fußboden.
- Dann das Bein wieder anwinkeln und nach vorn ziehen.
- 10-mal wiederholen.
- Dann die Übung mit dem rechten Bein 10-mal wiederholen.

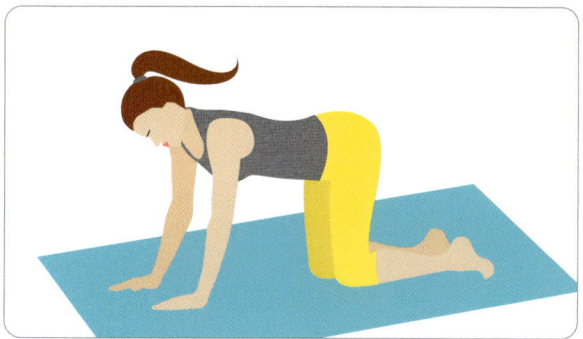

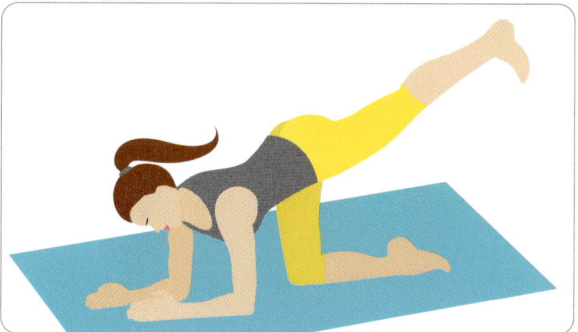

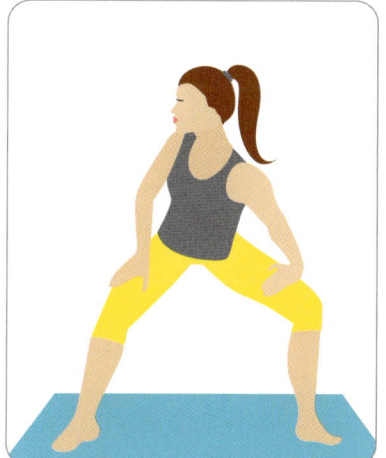

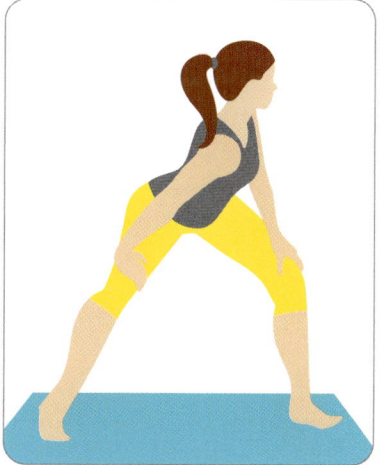

COOL-DOWN

- Beuge die Knie.
- Die Hände liegen auf den Oberschenkeln.
- Drehe dann den Rumpf und die linke Schulter zur rechten Seite.
- Halte 10 Atemzüge lang die Spannung.
- Zur Mitte zurückkommen.
- Im Anschluss die Übung zur anderen Seite ausführen.
- Wieder 10-mal durchatmen.

BAUCH-BEINE-PO-WORKOUT 5

Echt schräg

In diesem Kurzworkout sind die schrägen Bauchmuskeln gefragt. Sie sind mindestens so wichtig für einen festen Bauch und eine stabile, gesunde Körperhaltung wie die geraden Bauchmuskeln, also streng dich an! Fortgeschrittene können den Beinlift auch mit einer Gewichtsmanschette um die Fußgelenke ausführen.

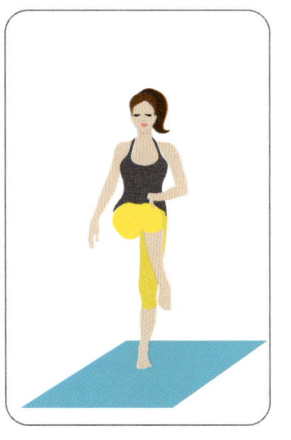 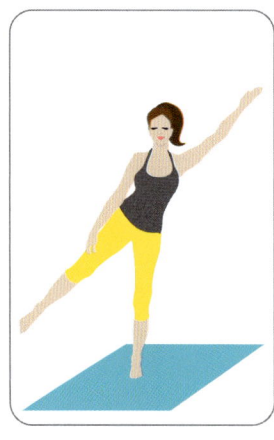

WARM-UP

- Stell deine Füße etwas auseinander.
- Die Hände liegen auf den Oberschenkeln.
- Zieh das rechte Knie hoch, führe dabei die linke Hand zum Knie.
- Dann das angewinkelte Bein zur Seite ausstrecken, dabei den linken Arm hoch nach oben strecken.
- Im Wechsel das Bein anwinkeln und strecken, die Hand dabei zum Knie und wieder nach oben führen.
- Die Übung 20-mal wiederholen, 10-mal pro Seite.

ÜBERSCHLAGENE RUMPFBEUGE

- Rückenlage.
- Das rechte Bein ist aufgestellt, der linke Fuß übergeschlagen.
- Strecke den linken Arm zur Seite aus, die Handfläche weist nach oben.
- Die rechte Hand liegt am Hinterkopf.
- Drücke den Kopf gegen die rechte Hand, spanne die Bauchmuskeln an.
- Ziehe beim Einatmen den Oberkörper diagonal zum linken Knie, bis die rechte Schulter sich vom Boden hebt.
- Das Becken bleibt dabei fest am Boden.
- Kurz die Position halten. Ausatmen und Position lösen.
- 5-mal wiederholen.
- Dann die Übung zur anderen Seite ausführen, 5-mal wiederholen.

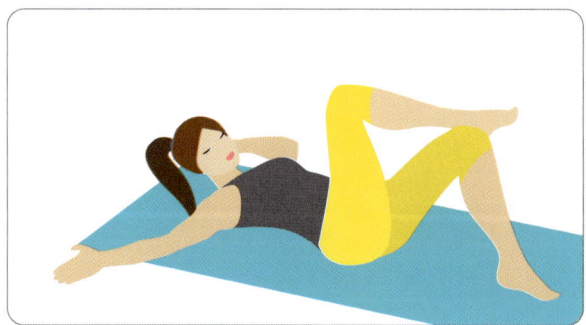

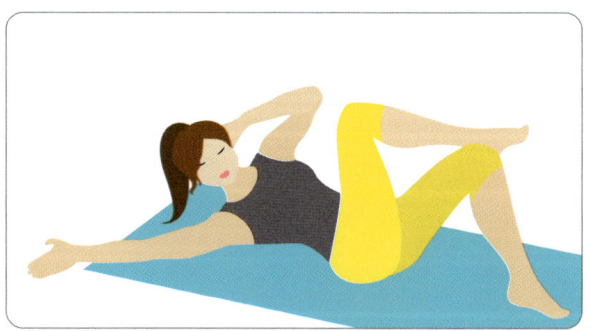

BEINLIFT

- Lege dich auf die linke Seite.
- Der linke Arm liegt ausgestreckt unter dem Kopf.
- Mit der Hand bzw. Faust des rechten Arms kannst du dich auf dem Boden in Brusthöhe abstützen.
- Das linke Bein wird angewinkelt.
- Führe nun das rechte Bein seitlich nach oben, der Fuß ist dabei angewinkelt.
- Halte das Bein kurz in der Position.
- Dann senke das Bein langsam bis knapp über den Boden.
- Abwechselnd heben und senken.
- 10-mal wiederholen.
- Dann auf die andere Seite wechseln und die Übung auch hier 10-mal wiederholen.
- Ausatmen und Position lösen.
- 5-mal wiederholen.
- Dann die Übung zur anderen Seite ausführen, 5-mal wiederholen.

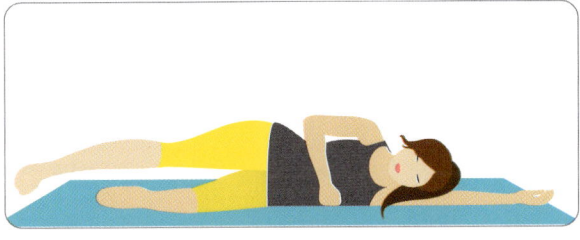
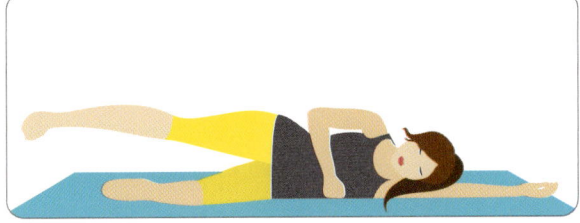
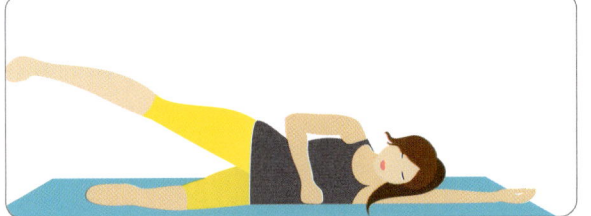

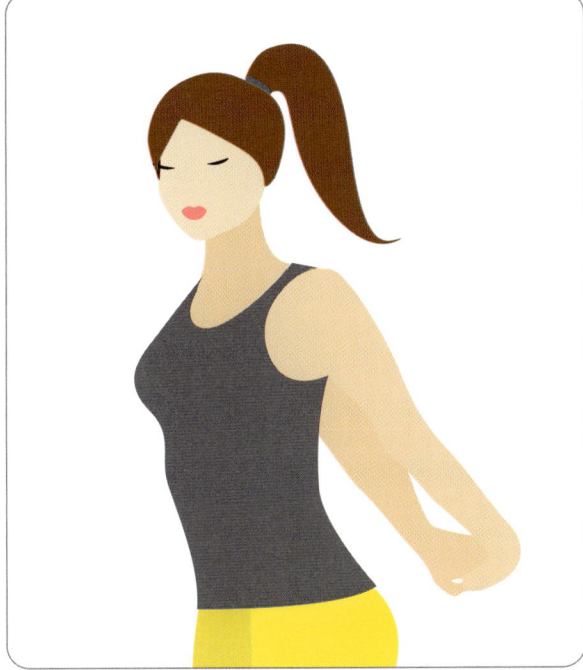

COOL-DOWN

- Stell dich gerade hin.
- Verschränke die Hände hinter dem Rücken.
- Strecke die Arme durch.
- Hebe sanft die Hände in die Höhe.
- Atme dabei tief und bewusst ein und aus.
- Halte die Position 30 Sekunden lang.
- Dann wieder lösen.

MEHR BEWEGUNG IM *ALLTAG*

Einfach nebenbei

Wenn es doch mal nicht für ein Workout oder eine Mini-Übung reicht, hier ein paar Tipps, wie du trotzdem Bewegung in deinen Alltag einbaust. (Fast) ohne Zeiteinsatz, ganz nebenbei.

GEH ZU FUSS INS HOME-OFFICE

Zieh dich morgens an und geh zur Arbeit, trotz Home-Office. Oder anders formuliert: Dreh eine kurze Runde um den Block, bevor du den Rechner anschaltest. Und nach Feierabend gehst du wieder nach Hause — wenn du möchtest, andersrum um den Block.

AUF DIE (ZEHEN-) SPITZE GEBRACHT

Zähneputzen ist wichtig – und gleich doppelt gesund, wenn du dabei immer mit den Fersen rauf und runter wippst. Bestimmt fallen dir noch mehr Gelegenheiten für „aktives Stehen" ein.

KOMM DOCH MAL RUNTER

Du wohnst im ersten Stock oder höher? Wenn der Paketbote das nächste Mal kommt, lass den Armen nicht zu dir hoch stiefeln, sondern geh runter. Oder komm ihm wenigstens auf halbem Weg entgegen.

JEDE TASSE EINZELN

Schritte zwischen Schreibtisch und Kaffeemaschine (für Teetrinker: Wasserkocher) zählen. Umweg festlegen - z. B. einmal um den Tisch herum, einmal durch den Flur und zurück - und diesen Weg so oft wie möglich gehen, mindestens einmal pro Tasse Kaffee oder Tee.

STEH NICHT BLOSS RUM

Und während der Wasserkocher kocht oder der Kaffee in die Tasse läuft: Steh nicht einfach rum oder spiel mit dem Handy, sondern mach ein paar Kniebeugen, Liegestütze an der Arbeitsplatte, feg mal wieder den Küchenboden, ...

WALKING AND TALKING

Auch für private Telefonate gilt: nicht sitzen, sondern rumlaufen. Am besten draußen!

LAUF ETWAS WEITER

Parke beim Einkaufen weiter weg von der Eingangstür. Oder geh, wenn möglich, direkt zu Fuß einkaufen. Erledige überhaupt so viel wie möglich zu Fuß oder mit dem Rad. So weit ist der nächste Bäcker ja nun auch nicht weg, oder?

WENN DU

aufgeben

willst, denk daran,
warum du

angefangen

HAST.

BAUCH-BEINE-PO-WORKOUT 6

Rauf und runter

Liegestütze (ob mit gestreckten Beinen oder Knien auf dem Boden) sind das ideale Ganz-körperworkout. Als Variante die Hände enger zusammenstellen, die Ellbogen eng am Kör-per führen und nach hinten statt zur Seite beugen: Trizeps-Liegestütze. Bitte in keiner Variante die Arme zu sehr durchstrecken, das belastet unnötig die Ellbogengelenke.

WARM-UP

- Stell dich gerade hin.
- Stemme die Hände in die Hüften.
- Verlagere dein Gewicht auf die rechte Seite.

- Setz den linken Fuß seitlich nach außen, tippe mit der Zehenspitze auf den Boden.
- Komme zurück zur Mitte und beuge die Knie.
- Dann das Gewicht auf die linke Körperseite verlagern.

- Tippe jetzt mit der rechten Fußspitze auf den Boden.
- Wieder zurück zur Mitte kommen.
- Im Wechsel 20-mal wieder-holen, pro Seite 10-mal.

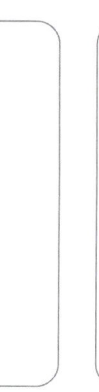 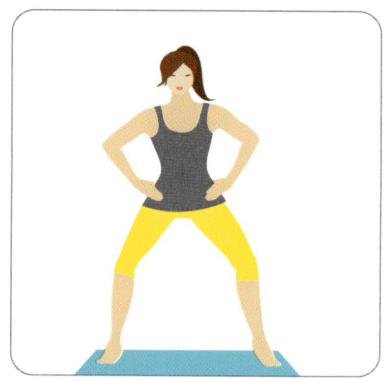 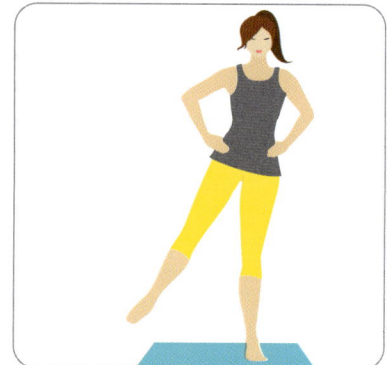

HÜFTBRÜCKE I

- Rückenlage.
- Winkel die Beine an.
- Die Arme liegen ausgestreckt neben dem Körper.
- Spanne die Gesäßmuskeln an.
- Stemme das Becken hoch, bis nur noch die Schultern auf dem Boden aufliegen.
- Oberschenkel und Rumpf bilden eine gerade Linie.
- Halte die Spannung in der Position. (Stelle gegebenenfalls die Zehenspitzen auf.)
- Dann wieder lösen. 10 Wiederholungen ausführen.

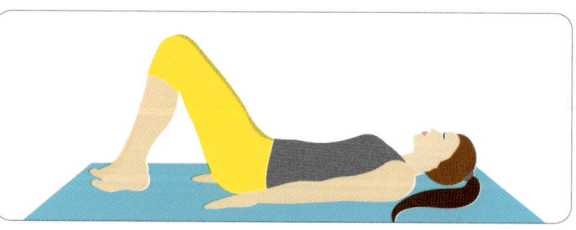

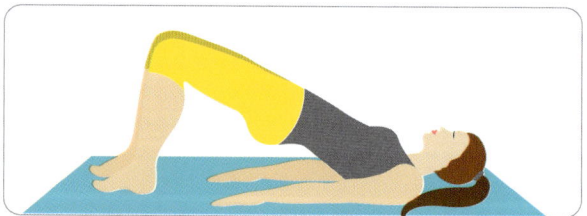

EINFACHE LIEGESTÜTZE

- Setze die Hände etwas mehr als schulterbreit auseinander auf dem Boden auf.
- Die Beine nach hinten ausstrecken.
- Dann die Unterschenkel übereinanderschlagen, die Beine anwinkeln und die Unterschenkel anheben.
- Die Oberschenkel liegen auf dem Boden.
- Strecke die Arme durch und stemme dich nach oben.
- Dann lass dich wieder so weit wie möglich nach unten sinken.
- 5-mal wiederholen.
- Strecke dich im Anschluss an die Übung auf dem Boden aus.
- Kurz entspannen und in den Bauch hineinatmen.

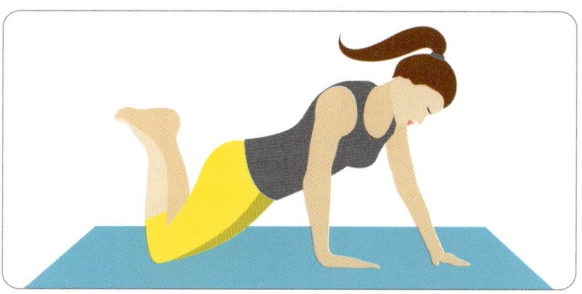

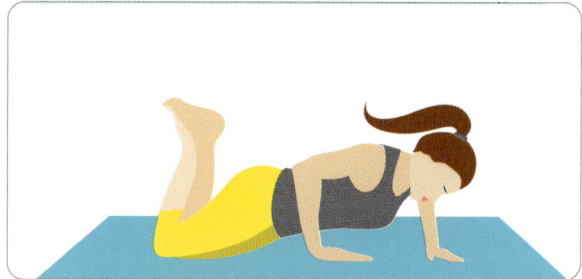

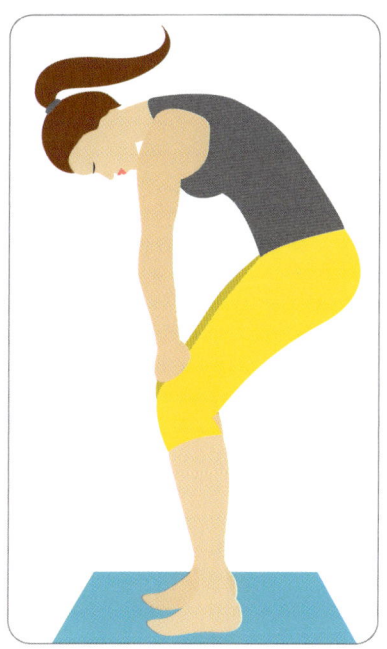

COOL-DOWN

- Stell dich gerade hin.
- Senke den Kopf.
- Die Hände liegen auf den Oberschenkeln.
- Senke den Oberkörper, indem du langsam Wirbel für Wirbel von der Hüfte aus abwärts rollst.
- Atme dabei aus.
- Dann richte dich langsam wieder auf.
- Ruhig ein- und ausatmen.

BAUCH-BEINE-PO-WORKOUT 7

Kraft und Balance

Die Bein-Übung an der Stuhllehne - bitte nicht mit einem Drehstuhl ausführen! - lässt die Oberschenkel so richtig schön brennen. Bei Bedarf kannst du natürlich mehr Wiederholungen ausführen. Aber denk dran: Danach kommt noch der „Schmetterling", und auch der hat es in sich.

WARM-UP

- Stell dich gerade hin, die Beine hüftbreit auseinander.
- Verlagere das Gewicht nach rechts, schwinge den rechten Arm dabei gestreckt nach oben zur Seite, der linke Arm wird gebeugt und weist ebenfalls nach rechts.
- Zurück zur Mitte kommen, die Knie beugen, dabei die Arme nach unten führen.
- Dann das Gewicht zur linken Seite verlagern, dabei schwungvoll die Arme nach links führen.
- 20-mal wiederholen, 10-mal pro Seite.

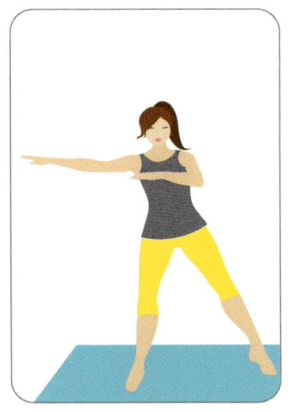 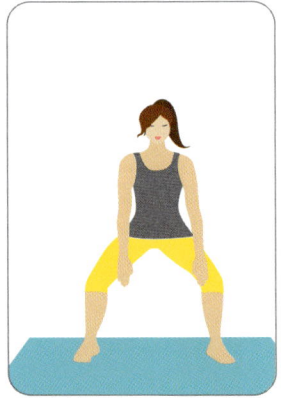

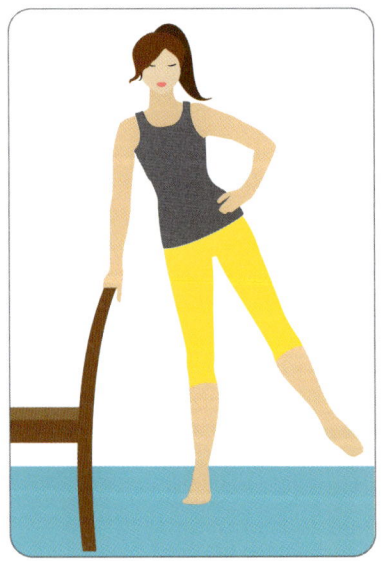 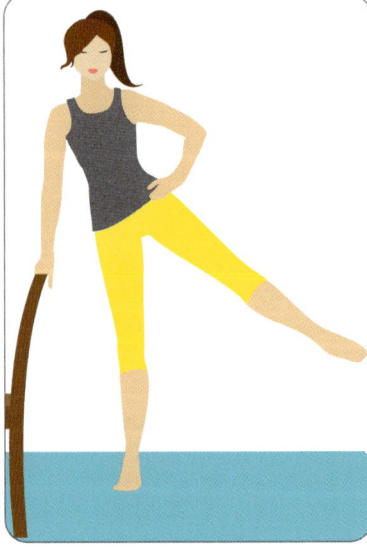

POWER-BALANCE

- Benutze für diese Übung wieder den Stuhl.
- Stütze dich mit der rechten Hand auf der Stuhllehne ab.
- Das Gewicht ganz auf das rechte Bein verlagern.
- Die linke Hand in die Hüfte stemmen.
- Das linke Bein vom Körper abspreizen und heben.
- 8-mal wiederholen.
- Dann die Seite wechseln.

SCHMETTERLING

- Seitenlage links.
- Das Gewicht auf den linken Unterarm legen.
- Das linke Bein anwinkeln.
- Das rechte Bein ebenfalls anwinkeln und heben.
- Im Wechsel das rechte Bein heben und senken.
- 10 Wiederholungen.
- Die Übung auf der anderen Seite ebenfalls 10-mal wiederholen.

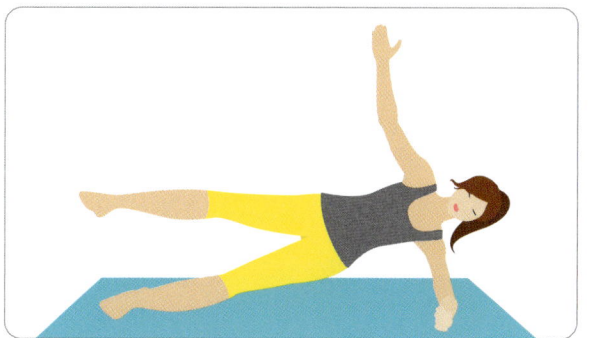

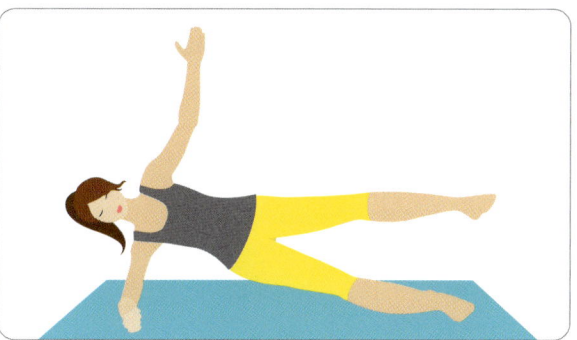

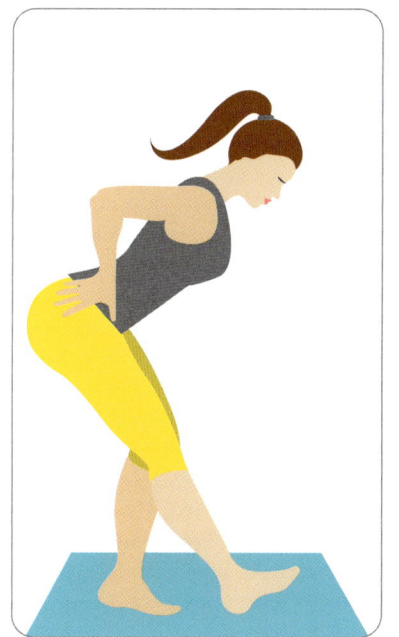

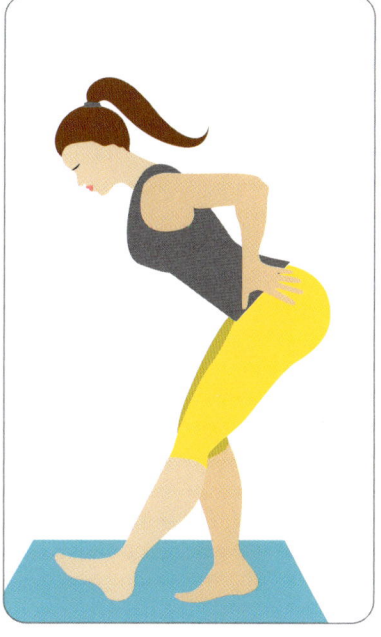

COOL-DOWN

- Strecke das rechte Bein nach vorn, stelle die Ferse auf.
- Stütze dich mit den Händen auf den Hüften ab.
- Schiebe den Po nach hinten, bis die Dehnung deutlich zu spüren ist.
- Halte den Rücken gerade.
- 10 Sekunden lang die Position halten.
- Dann zur anderen Seite wechseln.
- Ebenfalls 10 Sekunden dehnen.

BAUCH-BEINE-PO-WORKOUT 8

BBP-Power

Von der „Hüftbrücke II" kannst du hier ganz im Flow direkt in die
„überschlagene Rumpfbeuge" wechseln. Achte bei der Hüftbrücke auf einen stabilen Stand
des Stützbeins und führe die Übung langsam und sorgfältig aus. Bauch, Beine und
Po bleiben stets fest angespannt. Und jetzt hoch mit dem Popo!

WARM-UP

- Stell dich gerade hin, stemme die Hände in die Hüften.
- Drehe nun deinen Kopf langsam nach rechts, bis Nasenspitze und Schulter in eine Richtung weisen.
- Der Oberkörper bewegt sich nicht mit.
- Atme einmal tief durch.
- Dann löse die Position und drehe den Kopf wieder zurück zur Mitte.
- Im Anschluss die Übung zur anderen Seite ausführen.
- 10-mal jeweils zu jeder Seite wiederholen.

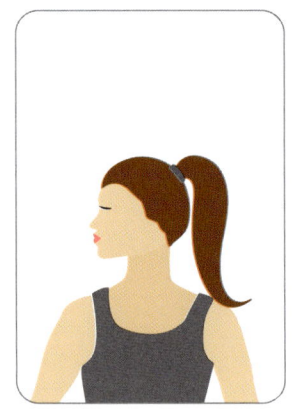
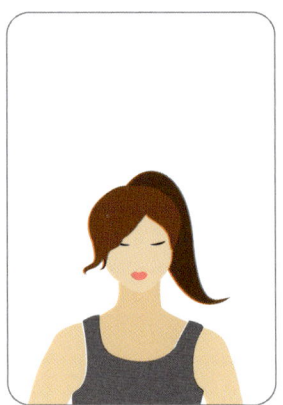

HÜFTBRÜCKE II

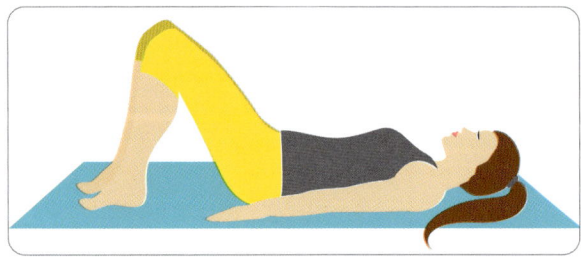
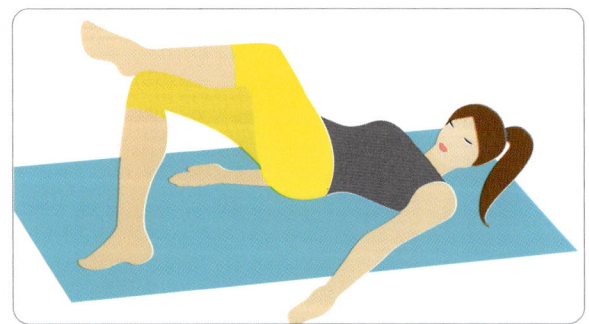

- Rückenlage.
- Winkel die Beine an.
- Die Arme liegen ausgestreckt neben dem Körper.
- Spanne die Gesäßmuskeln an.
- Lege den Fuß des einen Beins über das Knie des anderen Beins.
- Stemme das Becken hoch, bis nur noch die Schultern auf dem Boden aufliegen.
- Halte die Spannung in der Position. (Stelle gegebenenfalls die Zehenspitzen auf.)
- Dann wieder lösen.
- Trainiere beide Seiten jeweils 10-mal hintereinander.

ÜBERSCHLAGENE RUMPFBEUGE

- Rückenlage.
- Das rechte Bein ist aufgestellt, der linke Fuß übergeschlagen.
- Strecke den linken Arm zur Seite aus, die Handfläche weist nach oben.
- Die rechte Hand liegt am Hinterkopf.
- Drücke den Kopf gegen die rechte Hand, spanne die Bauchmuskeln an.
- Ziehe beim Einatmen den Oberkörper diagonal zum linken Knie, bis die rechte Schulter sich vom Boden hebt.
- Das Becken bleibt dabei fest am Boden.
- Kurz die Position halten.
- Ausatmen und Position lösen.
- 5-mal wiederholen.
- Dann die Übung zur anderen Seite ausführen, 5-mal wiederholen.

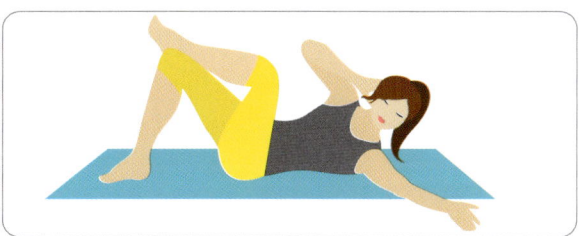

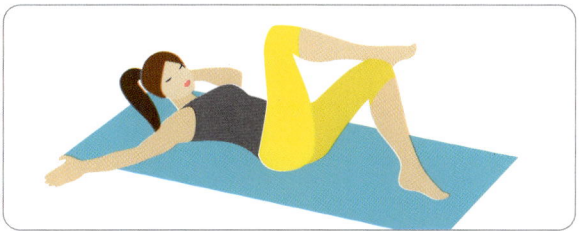

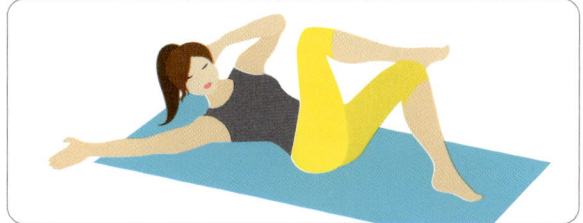

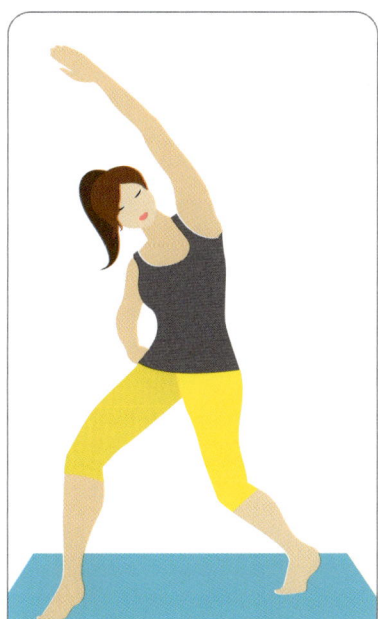

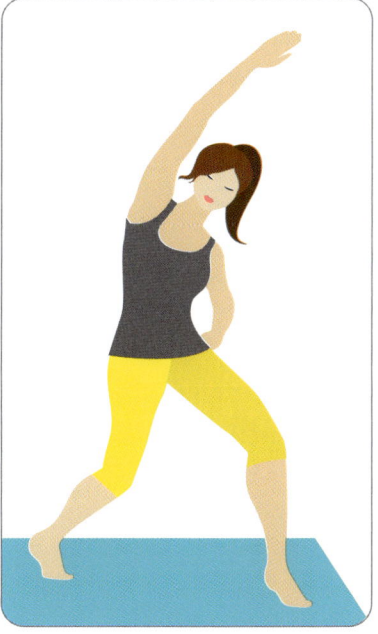

COOL-DOWN

- Stell den rechten Fuß nach vorn.
- Das linke Bein ist leicht gebeugt und mit der Fußspitze aufgesetzt.
- Den linken Arm hochstrecken, die rechte Hand in die Hüfte stemmen.
- Den Oberkörper nach rechts beugen, in die gedehnte Partie hineinatmen.
- Die Position 10 Sekunden halten.
- Dann die Seite wechseln.

GROUNDING, #LUNCHBEAT, WILD SWIMMING

Wellness-Trends

Neben klassischen Workouts und allgemein mehr Bewegung gibt es natürlich immer auch neue, spannende Ideen, die sich kreative Menschen auf der ganzen Welt ausdenken, um körperliches Wohlbefinden durch Fitness und Entspannung abwechslungsreicher zu gestalten. Drei davon stellen wir dir hier vor.

SCHUHE AUS UND RAUS!

Schon mal was von „Grounding" gehört? Das ist keine komplizierte neue Sportart, sondern bedeutet einfach nur: die Erde spüren. Nutze den Morgen oder die Mittagspause oder auch nur eine Mini-Arbeitspause, um barfuß draußen herumzulaufen – im Garten, im Park, im Wald. Spüre die Beschaffenheit des Bodens unter den Füßen und genieße die kostenlose Reflexzonenmassage.

Hast du gewusst, dass jede Sekunde rund um den Erdball im Schnitt 100 Blitze in den Boden einschlagen? Das sind rund 6.000 Einschläge pro Minute. Stell dir nun vor, dass diese der Erde einen

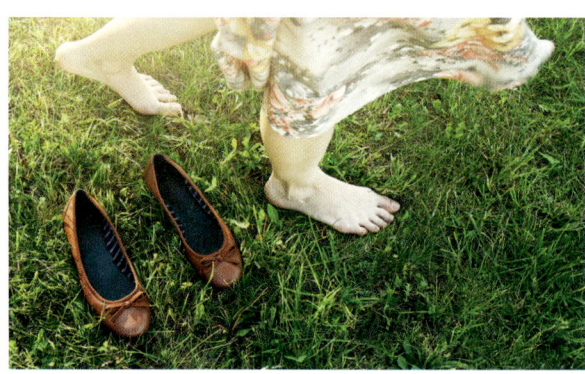

massiven Energieschub verpassen – und durch deine Füße auch dir!

Probiere auch diese wohltuenden Grounding-Techniken für den Frischekick zwischendurch:

✴ Lege dich draußen flach auf den Boden und spüre bewusst die warme Erde unter dir.

✴ Stell dich breitbeinig barfuß hin und stell dir vor, dass du im Boden Wurzeln schlägst; fühle dich sicher und verwurzelt. Stell dir dann vor, dass du nach oben wächst, und straffe deine Wirbelsäule. Herrlich!

✴ Besonders toll, wenn es heiß ist: Stell draußen eine kleine Wanne oder ein Kinderplanschbecken mit kaltem Wasser auf. Immer, wenn du müde wirst oder schwere Beine bekommst, kannst du dort das Wassertreten nach Kneipp praktizieren: storchenbeinig durch das Wasser stolzieren. Noch besser mit Eiswürfeln …

AUF ZUR MITTAGSPARTY!

Beim Tanzen kann man sich prima fallenlassen, abschalten, gute Laune und neue Energie tanken – und das funktioniert nicht nur abends! Der Trend „Lunch Beat" wurde von der Schwedin Molly Ränge erfunden. Sie arbeitet viel und tanzt gern und hat beides miteinander verbunden: Weil sie freitagabends immer zu müde zum Tanzen war, veranstaltete sie Tanzpartys in der Mittagspause – stilecht im Club, aber mit verdunkelten Fenstern, ohne Alkohol und nach exakt 60 Minuten war Schluss. Vielleicht finden ja auch in deiner Stadt Mittagstanzpartys statt? Schau im Internet unterm Hashtag #lunchbeat. Und falls nicht oder es die äußeren Gegebenheiten gerade nicht möglich machen, organisiere einfach deinen eigenen Lunchbeat im Home-Office – allein oder mit anderen, vor Ort oder per Videokonferenz! In jedem Fall: Lieblingsmusik an und einfach abtanzen!

GO WILD!

Das Schwimmen in naturbelassenen Flüssen und Seen und natürlich auch im Meer – neudeutsch „Wild Swimming" – erfreut sich immer größerer Beliebtheit. Finde heraus, welche Gewässer sich in deiner Nähe dafür eignen, und probiere es aus! Nach einem Bad im kühlen, weichen Wasser draußen in der Natur fühlst du dich wach, gelassen und gesund – ein toller Ausgleich zur Arbeit, und du kommst wirklich mal raus! Falls du kein geeignetes naturbelassenes Gewässer findest, ist ein Wald- oder Flussschwimmbad auch eine tolle Alternative. Wild Swimming ist natürlich mehr etwas für vor oder nach dem Arbeiten, nicht für zwischendurch,

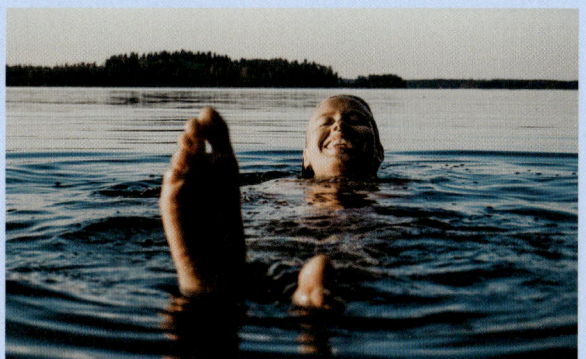

und eher für den Sommer – wobei Winterschwimmen auch reizvoll sein soll!

Tipps zum Wild Swimming

* Schwimme nie in Naturschutzgebieten.

* Praktiziere Wild Swimming nur, wenn du ein:e geübte:r Schwimmer:in bist; schwimme am besten nicht allein

* Sei nicht leichtsinnig, achte auf Strömungen, Gezeiten und Untiefen, informiere dich vorab über das Gewässer, beachte unbedingt Warnhinweise und evtl. Schwimmverbote am Ufer!

* Ziehe eventuell eine luftgefüllte Schwimmboje hinter dir her, um sichtbar zu sein und mehr Sicherheit zu haben.

* Verwende ggf. spezielle Ohrstöpsel (Drogerie), um deine Gehörgänge vor Keimen zu schützen.

* Schmiere dich nicht mit Sonnencreme ein, bevor du in naturbelassene Gewässer gehst.

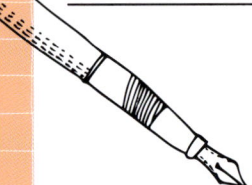

GESUND ESSEN IM HOME-OFFICE

Eat smarter!

Bei allen Vorteilen bringt die Arbeit zu Hause so manche gewöhnungsbedürftige Veränderung mit sich. Viele Routinen greifen nicht mehr, gewohnte Abläufe müssen angepasst werden - das zeigt sich nicht nur beim Thema Bewegung, sondern auch beim Essen.

Essen im Home-Office ist eine ganz schöne Herausforderung: Keine Kantine, die das Mittagessen für einen kocht, die Süßigkeiten-Schublade lockt, das Pizza-Taxi steht mit nur einem Anruf vor der Tür. Nicht selten macht sich das früher oder später unangenehm auf der Waage bemerkbar.

Achte darauf, wenigstens ein paar Mal pro Woche gesund selber zu kochen. Mit ein wenig Planung und Vorbereitung lässt sich das Kochen in den Arbeitsalltag integrieren, ohne dass du die ganze Pause am Herd stehen musst. Nachfolgend einige Tipps rund ums Mittagessen in der Home-Kantine.

VORRÄTE ANLEGEN

Kauf länger haltbare Lebensmittel (keine Fertiggerichte!) auf Vorrat, so musst du nur noch frische Kleinigkeiten dazu kaufen. „Vorrat" bedeutet: Kauf von allem zwei und ersetze beim nächsten Einkauf eines, sobald es aufgebraucht ist.

FINDE NEUE LIEBLINGSGERICHTE

Wenn du bisher wenig gekocht hast, such dir zunächst etwa fünf einfache und schnelle Rezepte, die du zu kochen lernst. Am besten mit teilweise gleichen Zutaten, so musst du weniger unterschiedliche Dinge einkaufen, das spart Zeit. Nach und nach ergänzt du weitere Gerichte und erarbeitest dir so ein kleines Standard-Kochrepertoire, dass du ohne viel Planung, Nachdenken und Rezepte wälzen zum Einsatz bringen kannst.

Entspannt vorkochen

Plane gleich das Essen für mehrere Tage und koche in ruhigen Stunden entspannt vor.

PORTIONSWEISE EINFRIEREN

Viele Gerichte schmecken aufgewärmt noch mal so gut oder lassen sich wunderbar einfrieren – koch direkt mehr davon und frier sie portionsweise ein.

CLEVER VORARBEITEN

Überleg dir schon am Abend vorher, was du am nächsten Tag essen möchtest. Bei vielen Gerichten kannst du schon einiges vorbereiten. Denk auch bei tiefgekühlten Gerichten daran, sie am besten bereits am Vorabend in den Kühlschrank zu stellen.

Feste Pausen

Plane feste Pausenzeiten fürs Kochen und Essen ein, sonst besteht die Gefahr, dass der Hunger zu groß wird und du zwischendurch isst, was dir in die Quere kommt. Iss nicht nebenbei am PC, sondern nimm dir Zeit fürs Essen in entspannter Umgebung. Ob Esstisch, Couch oder Balkon: Im Home-Office hast du freie Platzwahl.

DER *KLEINE HUNGER* UND DER GROSSE DURST

Snack smarter!

Und was ist mit dem kleinen Hunger zwischendurch? Die süßen Versuchungen im Home-Office sind groß! Zumal dich ja noch nicht mal der Kollege gegenüber beim Naschen beobachtet. Hier hilft leider nur Selbstdisziplin. Und natürlich, die Schokolade gar nicht erst zu kaufen. Was aber dann tun bei einem Durchhänger? Probier's mal mit ausreichend Wasser trinken! Und einer Banane. Oder mit unseren leckeren, selbst gemachten Energie-Riegeln und Power-Drinks. Sie haben zwar auch ein paar Kalorien, aber die stammen aus gesunden Zutaten und machen länger satt. So lässt du Cola, Kekse und Gummibärchen ganz locker stehen!

♡ ENERGIE-RIEGEL

Nuss-Happen

⏱ Zubereitungszeit: ca. 20 Minuten
🍽 Pro Portion ca. 57 kcal, 1 g E, 3 g F, 5 g KH

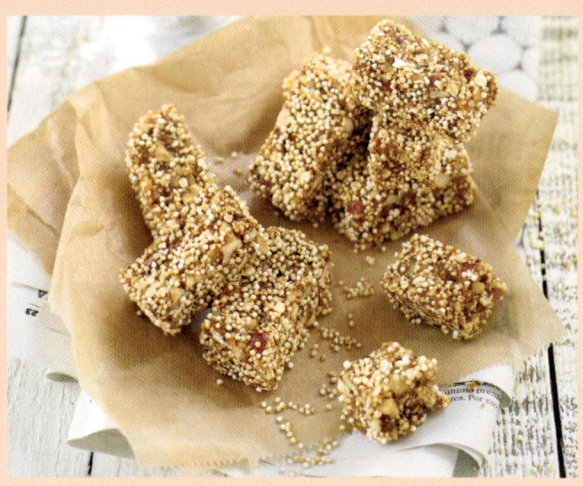

Für 12 Stück

20 g Walnüsse • 15 g Pecannüsse •
25 g Haselnüsse • 60 g getrocknete
Aprikosen • 25 g getrocknete Pflaumen •
15 g gepuffter Amaranth • 15 g feinblättrige
Hafervollkornflocken

Nüsse klein hacken. Trockenfrüchte im Standmixer klein pürieren. Alle Zutaten, bis auf 5 g gepufften Amaranth, gründlich verkneten. Die Masse in eine kleine Auflaufform füllen, mit Frischhaltefolie bedecken und fest andrücken, sodass eine Höhe von ca. 2 cm entsteht. In ca. 2 x 4 cm lange Stücke schneiden und im restlichen Amaranth wälzen.

Tipp

* Alle Riegel sind kühl aufbewahrt
etwa 1 Woche haltbar.

Müsli-Riegel

⏱ Zubereitungszeit: ca. 20 Minuten

🍴 Pro Portion ca. 287 kcal, 7 g E, 15 g F, 29 g KH

Für 6 Stück

50 g Walnüsse • 50 g Erdnüsse • 20 g Mandeln • 70 g getrocknete Mangostreifen • 150 g getrocknete Feigen • 1 El Haferflocken • 1 El Hirseflocken • 1 El Zitronensaft • 15 g Kokosblütenzucker • 1 El weißes Mandelmus

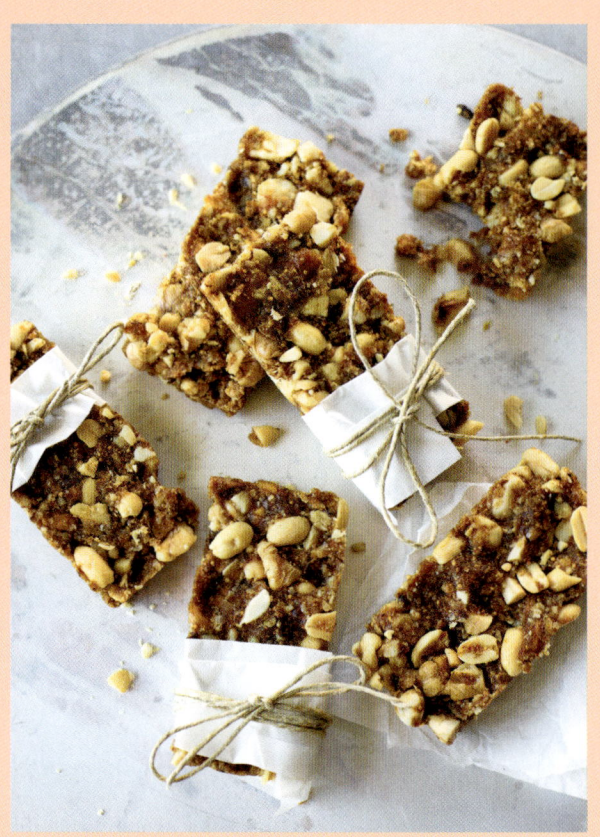

Nüsse, Mandeln und Mangostreifen grob hacken. Feigen pürieren, dann mit allen weiteren Zutaten gründlich verkneten. Die Masse auf einer glatten Arbeitsfläche ca. 1,5 cm hoch ausrollen, sodass ein Rechteck à ca. 24 x 8 cm entsteht. In 6 Riegel teilen und diese mindestens 8 Stunden im Dörrautomaten bei ca. 40 °C trocknen. Alternativ im Backofen bei 40 °C Umluft trocknen, dabei den Ofen einen Spalt geöffnet lassen.

Cranberry-Riegel

⏱ Zubereitungszeit: ca. 10 Minuten

🍴 Pro Portion ca. 176 kcal, 5 g E, 8 g F, 21 g KH

Für 5 Stück

20 g getrocknete Cranberrys • 20 g Haselnusskerne • 30 g Kürbiskerne • 50 g getrocknete Feigen • 50 g getrocknete Aprikosen • 50 g Haferflocken • 15 g Sesam

Cranberrys, Haselnüsse und Kürbiskerne grob hacken. Feigen und Aprikosen in einem Standmixer pürieren. Alle anderen Zutaten, bis auf den Sesam, hinzufügen und alles vorsichtig miteinander vermengen. Die Masse zu 5 Riegeln formen und fest zusammendrücken. In Sesam wenden.

Kokos-Riegel

⏱ Zubereitungszeit: ca. 20 Minuten

🍴 Pro Portion ca. 197 kcal, 4 g E, 12 g F, 18 g KH

Für 4 Stück

100 g getrocknete und entsteinte Datteln • 50 g ganze Mandeln • 30 g Kokoschips • 1 Tl natives Kokosöl

Alle Zutaten zusammen im Blitzhacker so lange hacken, bis eine teigähnliche Masse entsteht. Eine kleine Plastikdose oder Auflaufform mit Frischhaltefolie auslegen, die Masse etwa 1 cm hoch darin verteilen und fest andrücken. Mit Folie abdecken und im Kühlschrank fest werden lassen. Die Masse in Riegel schneiden.

♡ POWER-DRINKS

Spinat-Smoothie

⏱ Zubereitungszeit: ca. 15 Minuten

🗒 Pro Portion ca. 129 kcal, 2 g E, 3 g F, 21 g KH

Für 1 Portion

40 g Babyspinat • 1 Kiwi • 1/8 Avocado •
100 ml Birnensaft ohne Zuckerzusatz •
100 ml stilles Mineralwasser

Spinat waschen und verlesen. Kiwi schälen und in grobe Stücke schneiden. Das Fruchtfleisch der Avocado mit einem Löffel aus der Schale lösen. Alles zusammen mit dem Birnensaft und dem Mineralwasser in einen Standmixer geben und ca. 20 Sekunden pürieren. Sofort genießen.

Eistee

⏱ Zubereitungszeit: ca. 10 Minuten

🗒 Pro Portion ca. 9 kcal, 0 g E, 0 g F, 2 g KH

Für 1 Liter

2 Beutel grüner Tee • 4 unbehandelte Limetten •
2 El Agavendicksaft • 10 Eiswürfel •
500 ml kohlensäurehaltiges Mineralwasser

500 ml Wasser aufkochen, 1–2 Minuten abkühlen lassen, dann die Teebeutel damit übergießen. Den Tee 2 Minuten ziehen lassen, die Beutel entfernen, Tee im Kühlschrank kalt werden lassen. Inzwischen die Limetten waschen, 2 Limetten auspressen, die anderen vierteln. Den grünen Tee mit Limettensaft und -vierteln, Agavendicksaft und Eiswürfeln in ein großes Gefäß füllen, umrühren und mit Mineralwasser auffüllen.

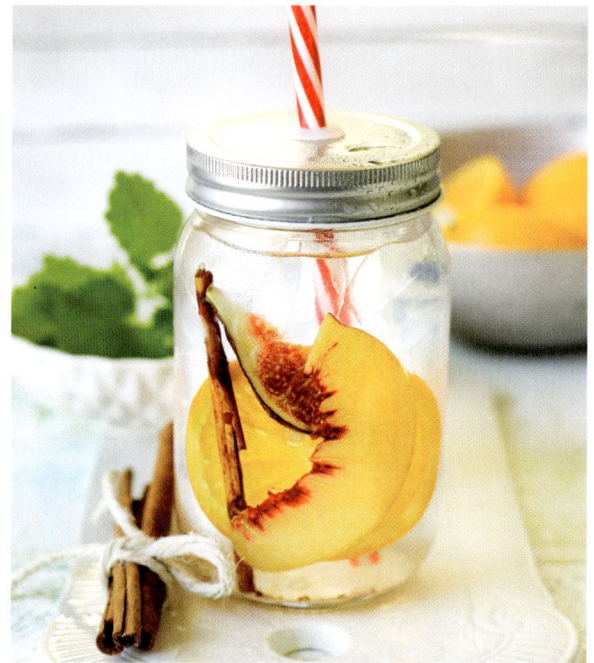

Infused Water

⏱ Zubereitungszeit: ca. 10 Minuten

🗒 Pro Portion ca. 6 kcal, 0 g E, 0 g F, 0 g KH

Für 1 Portion

2 unbehandelte Feigen • 1 unbehandelte (Blut-) Orange • 1 unbehandelte Nektarine • 1 Zimtstange • 1 l Mineral- oder Leitungswasser

Das Obst gründlich waschen. Feigen in Stücke schneiden. Orange in Scheiben schneiden. Nektarine in Spalten schneiden. Alles zusammen mit der Zimtstange in ein verschließbares Gefäß geben und mit dem Wasser auffüllen. Das Gefäß verschließen und das Feigen-Orangen-Wasser über Nacht im Kühlschrank durchziehen lassen.

SOS-ÜBUNGEN
BEI VERSPANNUNGEN

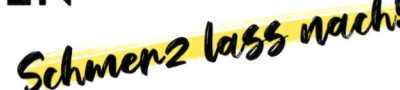

Faszien-Übungen können dir bei schmerzhaften Verspannungen Linderung verschaffen. Führe sie sorgfältig, langsam und vorsichtig aus und hör immer auf deinen Körper! Besonders bei den Massagen bleibt ein gewisser Schmerz nicht aus, es sollten aber niemals stechende Schmerzen auftreten. Brich die Übung in diesem Fall ab.

Und damit es beim nächsten Mal gar nicht erst soweit kommt, schau dir noch mal unsere Tipps zu Sitzhaltung und Arbeitsplatz weiter vorne im Buch an. Arbeite auf einem ergonomischen Stuhl an einem Tisch, nicht auf dem Boden oder dem Sofa! Überprüfe regelmäßig deine Körperhaltung – stell dir dafür gegebenenfalls einen Wecker –, trink ausreichend und mach immer wieder Bewegungspausen, in denen du deine Nacken- und Rückenmuskulatur entspannst und mobilisierst.

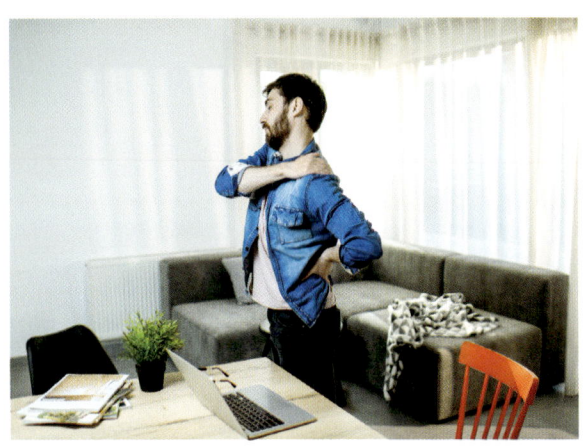

D as kennst du sicher auch: Man sitzt stundenlang über Tastatur oder Dokumente gebeugt, die Schultern wandern immer mehr in Richtung Ohren, der Rücken wird stetig krummer. Aufstehen? Trinken? Bewegen? Keine Zeit. Und voll im Flow – und im Stress. Aber irgendwann merkt man dann doch: Der Nacken spannt, die Schultern sind verkrampft, die seitlichen Halsmuskeln schmerzen, wenn man den Kopf dreht. Als Dank für den konzentrierten Arbeitseinsatz hat man sich nun also eine Nackenverspannung eingefangen, na toll …

Auch der Rücken kann sich bei langem Sitzen in schlechter Haltung, durch Stress oder eine unbequeme Nacht fast unbemerkt verspannen. Manchmal reicht dann eine „falsche" Bewegung – z. B. der Griff über den Frühstückstisch zur Kaffeekanne – und schon durchzieht ein stechender Schmerz den Rücken.

Mobilisierende, leicht dehnende und massierende Bewegungen wie in den nachfolgend vorgestellten

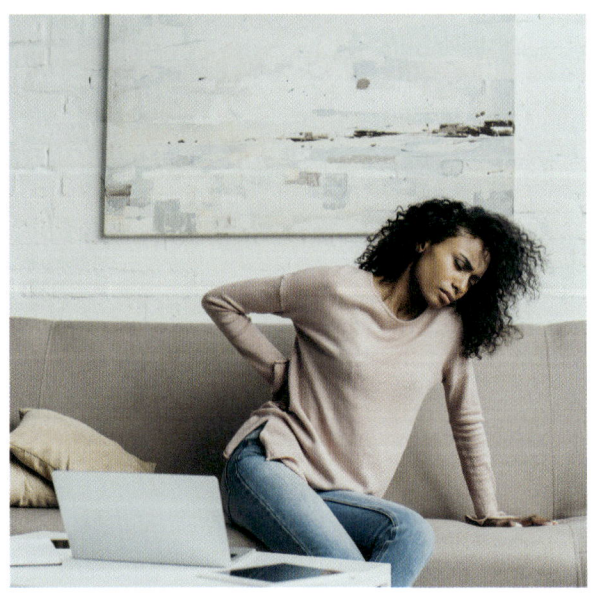

KOPFKREISEN
IM SCHNEIDERSITZ

Mobilisiert den Nacken

Die Übung unterstützt sowohl die Beweglichkeit in der Nackenmuskulatur als auch die Festigkeit der empfindlichen Nackenfaszie. Die Bewegung sollte langsam und behutsam durchgeführt werden.

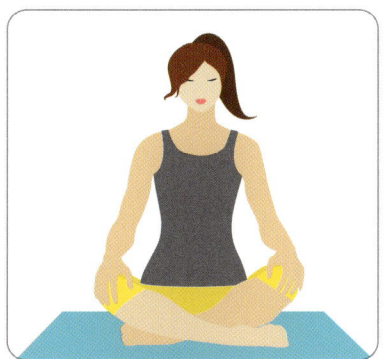
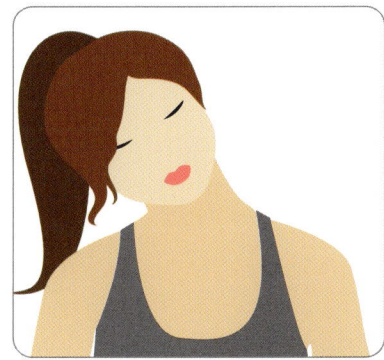
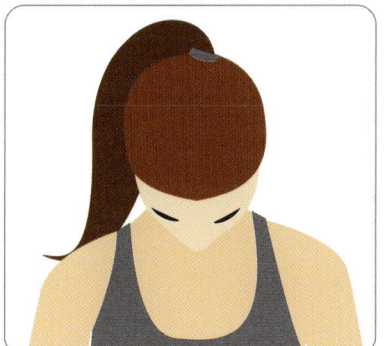
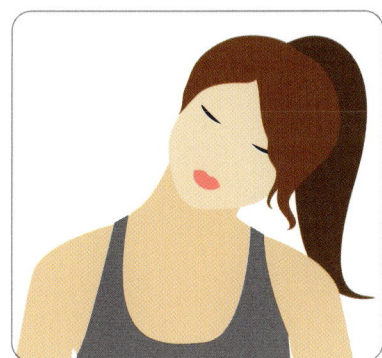

AUSGANGSPOSITION

- Schneidersitz.
- Die Hände liegen locker auf den Knien.
- Der Blick ist nach vorne gerichtet.
- Der Rücken ist aufgerichtet.

AUSFÜHRUNG

- Den Kopf nun langsam zur Seite neigen, das Ohr in Richtung Schulter führen.
- Dann das Kinn in einem Halbkreis über die Brust führen, ...
- ... bis das Ohr zur anderen Schulter zeigt.
- Vorsichtig weiterkreisen, ohne den Kopf in den Nacken zu legen.
- Stell dir vor, du würdest mit der Nasenspitze kleine Kreise an einen Spiegel malen.
- Die Schultern und die Arme ganz locker hängen lassen.
- 10 Mal pro Richtung wiederholen.

DEHNEN IN DER SEITLAGE

Dehnt und entspannt

Diese Übung hält unsere Hüfte und die umgebende Muskulatur beweglich. Durch den Wechsel der Positionen erhalten der oft verkürzte Hüftbeuger und die häufig sehr feste Lendenmuskulatur im Rücken einen angenehmen Dehnreiz.

AUSGANGSPOSITION

- Aus der Seitlage den unteren Arm ausstrecken und das untere Bein anwinkeln.
- Den Kopf entspannt auf dem Arm ablegen.
- Der obere Arm liegt locker vor dem Körper.

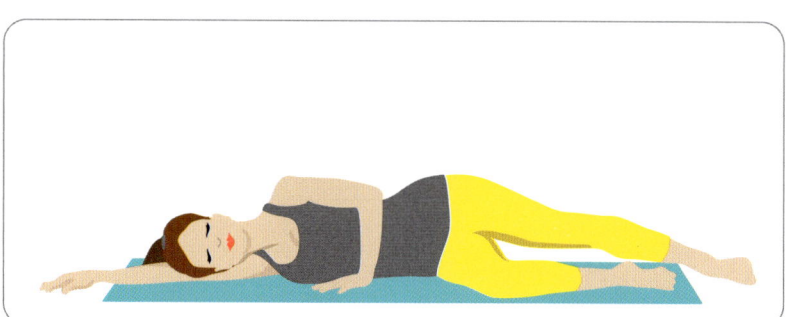

AUSFÜHRUNG

- Den oberen Fuß in die obere Hand nehmen und in Richtung Po nach hinten ziehen. Darauf achten, dass das Becken vorne bleibt und keine Hohlkreuzposition entsteht.
- Die Dehnung 15 Sekunden halten.
- Dann das Knie nach vorne in Richtung Brust ziehen. Der obere Arm greift um das Knie und unterstützt den Zug.
- Ebenfalls 15 Sekunden halten.
- Den Wechsel drei Mal durchführen.
- Dann die Übung auf der anderen Seite wiederholen.

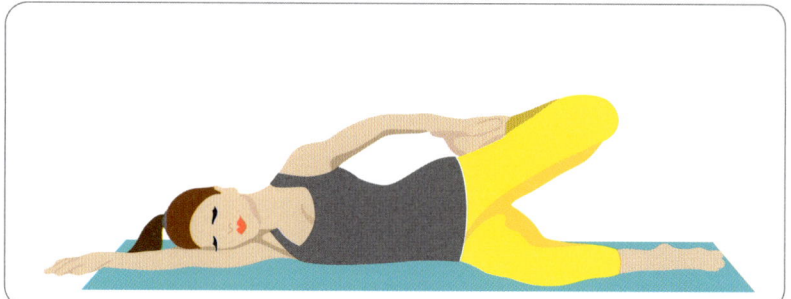

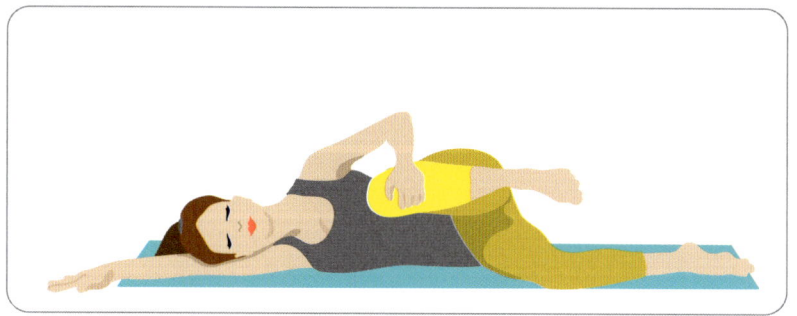

Hinweis

Die Übung langsam und ganz bewusst ausführen und vor dem Seitenwechsel noch einen Moment in Ausgangsposition liegen bleiben, wenn dies als angenehm empfunden wird.

SCHULTERKREISEN IM STRETCH

Entspannt die Halsmuskeln

Durch die kreisenden Bewegungen im Schultergelenk wird in dieser Übung die Halsmuskulatur in mehreren Teilen erreicht und gedehnt. Zudem wird das Schultergelenk mobilisiert, was die Entspannung der umgebenden Muskulatur unterstützt.

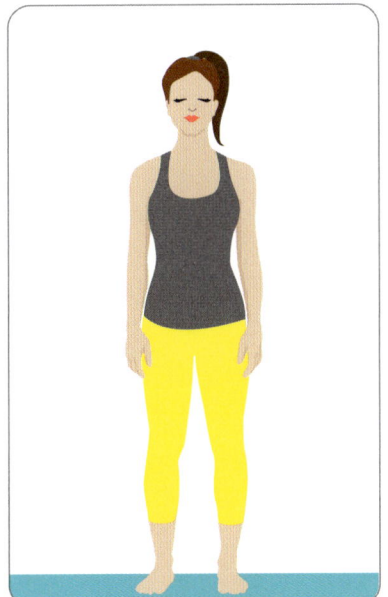 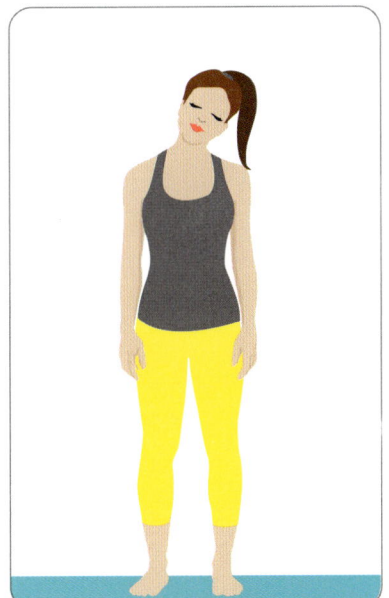 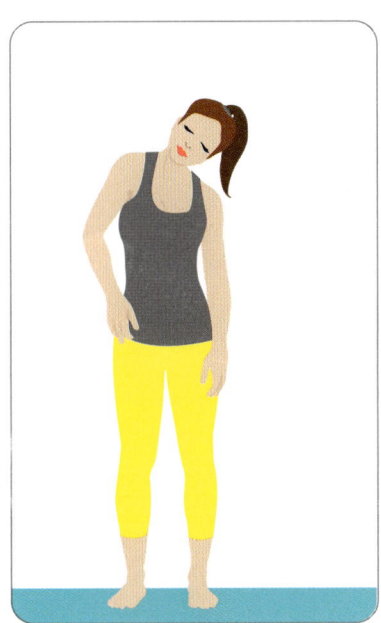

AUSGANGSPOSITION

- Aufrechter Stand.
- Die Füße sind etwa hüftbreit geöffnet.
- Die Arme hängen locker neben dem Körper herab.

AUSFÜHRUNG

- Den Kopf zur nicht verspannten Seite neigen, bis auf der gegenüberliegenden Seite eine Dehnung eintritt.
- Die verspannte Schulter langsam und erst in kleinen Bewegungen nach hinten kreisen.
- Mit der Zeit in den kreisenden Bewegungen größer werden.
- Nach etwa 30 Sekunden die Richtung ändern und wieder mit kleinen Kreisen beginnen.
- Die Übung 1 x pro Seite ausführen; nach einiger Zeit ggf. wiederholen

DYNAMISCHER LANGSITZ

Dehnung und Massage

Mithilfe dieser Bewegung wird die oberflächliche Rückenfaszie abwechselnd gedehnt und ausgerollt, also massiert. Außerdem erreicht die Übung deutlich spürbar die feste Nackenfaszie und ist deshalb auch bei Nackenverspannungen wirksam.

AUSGANGSPOSITION

- Langsitz, die Beine sind nach vorn ausgestreckt.

AUSFÜHRUNG

- Vom Langsitz ins Päckchen wechseln.
- Nach der Dehnung die Knie anziehen, diese mit den Händen umfassen und auf den Rücken rollen.
- Zwei- bis dreimal hin- und herrollen, anschließend wieder im Langsitz landen und die Hände zu den Füßen führen.
- Den Kopf dabei immer leicht zur Brust halten und nicht bis zum Nacken rollen.
- 10 Wiederholungen mit einer kurzen Pause nach jeder Wiederholung.

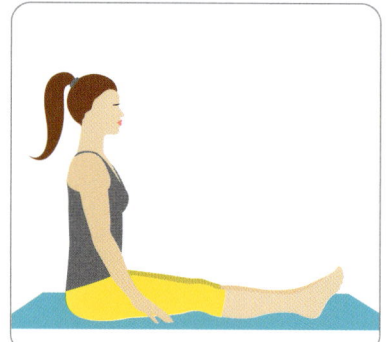
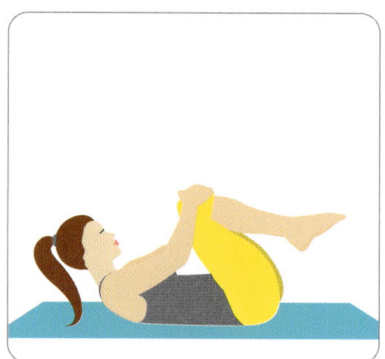
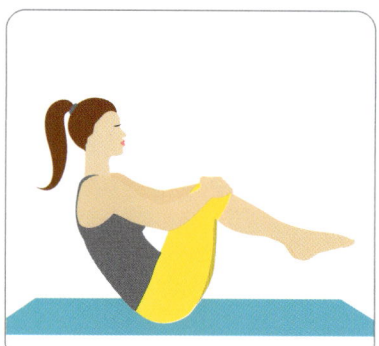
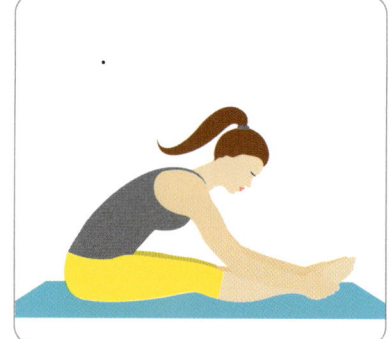

 **Tipp**

Eine dicke, weiche Matte oder eine zusätzliche Decke auf deiner Gymnastikmatte ist bei dieser Übung angenehm.

BALLMASSAGE FÜR DIE SCHULTERN

Verbessert die Durchblutung

Verspannungen im Schulterbereich führen häufig zu Schmerzen und Bewegungsein-schränkungen. Eine gezielte Selbstmassage mit dem Triggerball hilft, die Verspannungen aufzulösen. Alternativ kannst du **einen Tennis- oder Massageball ("Igelball")** benutzen.

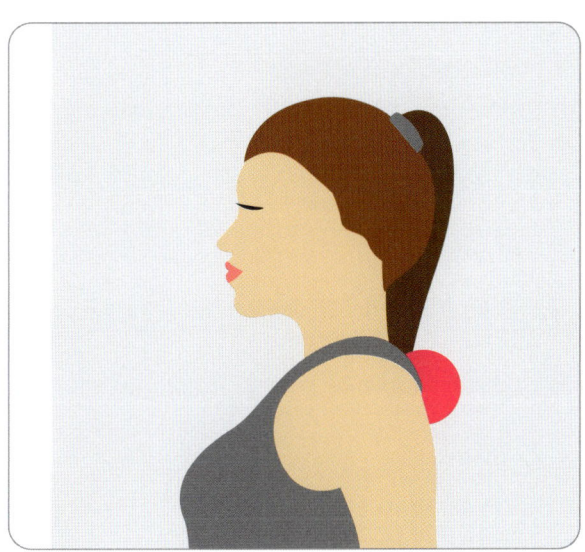

AUSGANGSPOSITION

- Aufrechter Stand mit dem Rücken zur Wand.
- Der Ball ist etwas über den Schulterblättern neben der Wirbelsäule zwischen Wand und Rücken „fest-geklemmt". Er liegt dann ein kleines Stück unter-halb des großen Muskelstrangs, der vom Hals zur Schulter zieht und häufig verhärtet ist.

AUSFÜHRUNG

- Nun den Ball zwischen Schulter und Wirbelsäule an diesem Muskelstrang entlangrollen.
- Die Position immer etwas verändern und dabei den Signalen des Körpers folgen.
- 30 bis 60 Sekunden pro Seite massieren.

Tipp

Damit gar nicht erst Schmerzen ent-stehen: Eine tägliche kurze Ball-massage beugt Verspannungen vor!

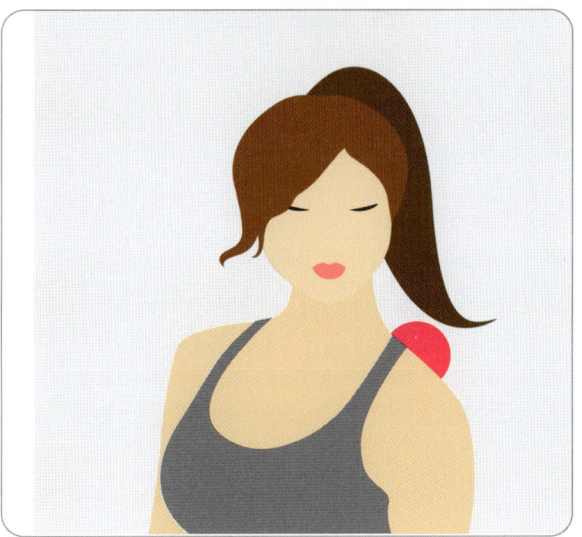

BALLMASSAGE FÜR DEN UNTEREN RÜCKEN

Elastische Faszien

Bei dieser Übung massierst du mit dem Triggerball (alternativ: Tennisball oder "Igel-ball") die Muskeln am unteren Rücken, was mitunter auch schmerzhaft sein kann, da sich in diesem Bereich viele Schmerzrezeptoren in den Faszien befinden.

AUSGANGSPOSITION

- Aufrechter Stand mit dem Rücken zur Wand.
- Der Ball ist rechts neben der Wirbelsäule zwischen Wand und Rücken „festgeklemmt".
- Die Füße sind etwas von der Wand entfernt, sodass der Rücken stärker gegen den Ball drückt.
- Die Beine sind leicht gebeugt.

AUSFÜHRUNG

- Die Beine abwechselnd beugen und strecken und so den Rücken nach oben und unten über den Ball bewegen, sodass der Muskelstrang entlang der Wirbelsäule massiert wird.
- Dann den Ball auf die andere Seite der Wirbelsäule klemmen und den Bewegungsablauf wiederholen.
- 30 bis 60 Sekunden pro Seite massieren.

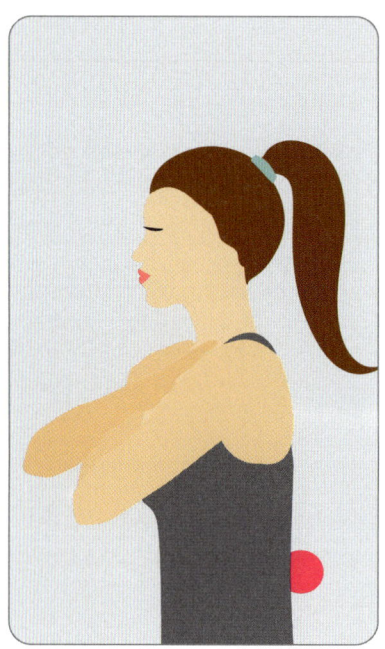
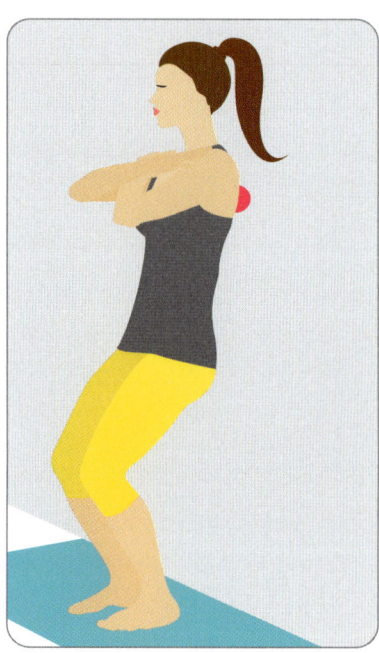

PENDELN IN DER RUMPFBEUGE

Entlastet die Wirbelsäule

Dies ist eine sehr angenehme und entspannende Übung für einen versteiften oder schmerzenden unteren Rücken und daher als aktive Pause nach langem Sitzen oder Stehen sehr zu empfehlen.

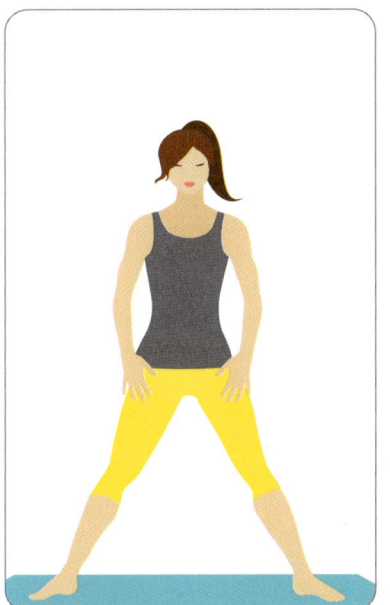 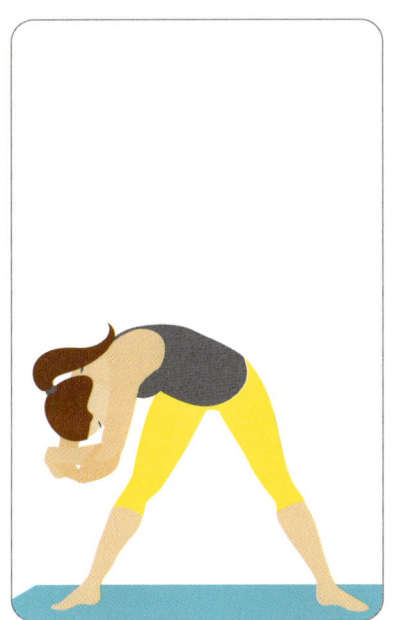 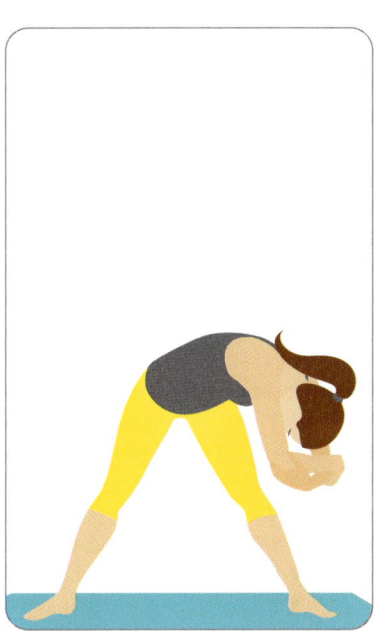

AUSGANGSPOSITION

- Aufrechter Stand.
- Die Beine sind weit geöffnet.
- Die Arme hängen locker neben dem Körper.

AUSFÜHRUNG

- Langsam den Oberkörper nach vorn abrollen, dabei die Beine beugen – aber es sollte noch eine Dehnung in der Beinrückseite spürbar sein.
- Die Unterarme locker übereinanderlegen, mit den Händen die Ellbogen umfassen.
- Den Oberkörper, die Arme und den Kopf völlig locker hängen lassen ...
- ... und dann ohne Krafteinsatz von rechts nach links ...
- ... und wieder zurück pendeln.
- 30 Sekunden pendeln.

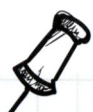

Wer immer tut,
WAS ER SCHON KANN,
bleibt immer das,

was er ist.

YOGA
FÜR VIELSITZER:INNEN

Komm in den Flow

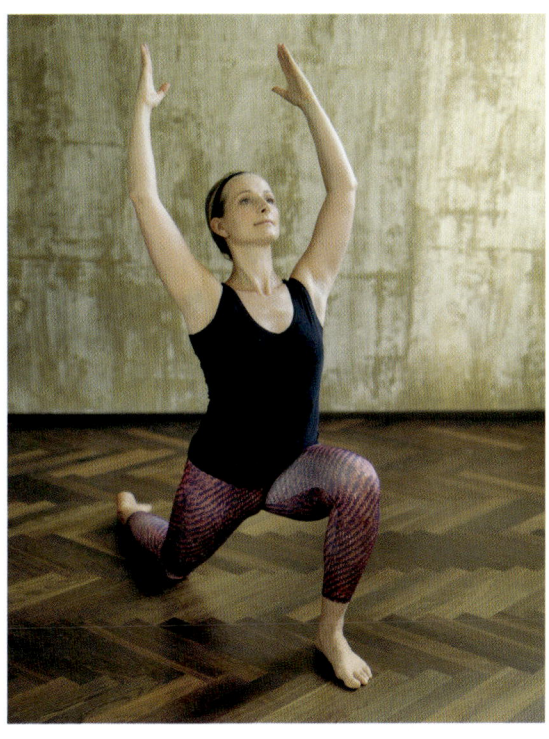

Mit den **Mini-Yoga-Flows** im nachfolgenden Kapitel kannst du auch als Einsteiger:in sofort loslegen. Sie wirken den typischen Folgen langen Sitzens und stressiger Schreibtischarbeit entgegen, indem sie dich dehnen, kräftigen und entspannen. Sie dauern jeweils ca. 10 Minuten.

Beim Yoga fast noch wichtiger als bei den anderen Workouts: **Mach die Übungen, so gut du kannst.** Dies ist keine Stretching-Leistungsschau! Den besten Trainingseffekt erzielst du mit einer ruhigen und präzisen Ausführung der einzelnen Yogahaltungen („Asanas"). Wenn du mit den Fingerspitzen dabei zunächst nicht bis zu deinen Zehen, sondern bis zu deinen Knien kommst, ist das total okay und völlig normal. Die Übung ist für dich dennoch genauso effizient. Mit jeder Wiederholung kommst du ein paar Millimeter weiter. Du wirst auch feststellen, dass du dich an manchen Tagen besser strecken kannst als an anderen. Mit der linken Seite besser als mit der rechten, abends weiter als morgens.

Wenn du etwas mehr Zeit hast, mach gerne den **Sonnengruß** auf den nächsten vier Seiten vor jedem Mini-Flow als Warm-Up. Er ist ein klassischer Flow zum Start einer Yoga-Session und bereitet deinen ganzen Körper perfekt auf die nachfolgenden Übungen vor.

Neben den Mini-Flows haben wir für dich einige **Balancen** zusammengestellt, die du als Zwischendurchübungen ausführen kannst. Diese dienen in erster Linie der Entspannung. Denn wer sich ganz darauf konzentriert, auf einem Bein zu balancieren und dabei die Arme über den Kopf zu heben, kann nicht auch noch an die Arbeit denken. So kannst du in Stressphasen sehr effektiv mal kurz abschalten.

Viel Spaß bei deinem (ersten) Yoga-Erlebnis! Bald schon wirst du die angenehmen Effekte nicht mehr missen wollen. Namasté!

EINFACHER SONNENGRUSS

Hello sunshine!

Der Sonnengruß ist, wie bereits erwähnt, eine klassische Yoga-Aufwärmübung, die wir hier für dich in einer leichten Variante zusammengestellt haben. Am besten machst du den Sonnengruß vor jedem Mini-Flow als Aufwärmübung. Alternativ kannst du ihn als eigenes Workout durchführen. Am besten gleich morgens - er heißt ja nicht umsonst Sonnengruß. So startest du wach und frisch in den Arbeitstag.

AUSGANGSPOSITION ODER BERGSTELLUNG

- Die Füße sind nebeneinandergestellt.
- Das Körpergewicht liegt auf den Fußballen und mittig auf den Fersen.
- Die Hände liegen locker an den Oberschenkeln, die Finger sind leicht gespannt.
- Die Schultern sind entspannt, die Schulterblätter ein wenig aneinandergezogen.
- Dadurch weitet sich der Brustkorb, das Atemvolumen wird größer.
- Die zwei Bandhas (Nabelregion und Beckenboden) sind angespannt.
- Das Becken ist leicht nach vorn »gekippt«, das Kinn ein wenig nach unten geneigt.
- Nacken und Rücken bilden eine Gerade.
- Konzentriere dich auf die Atmung.
- Nimm 10 tiefe Atemzüge.

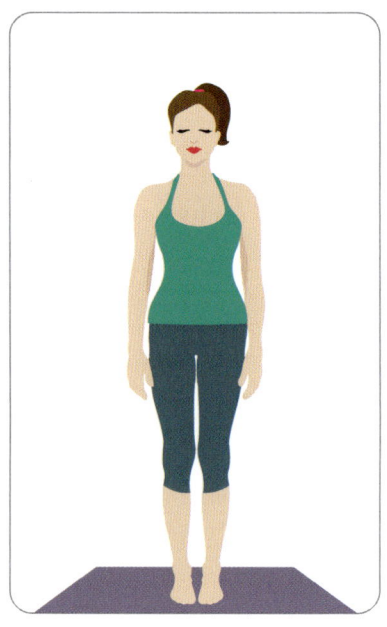

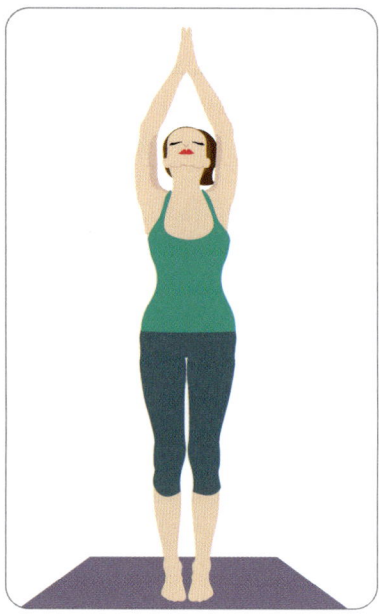

1. ASANA

- Einatmen.
- Die Arme seitlich ausstrecken und nach oben führen, bis sich die Handflächen berühren.
- Der Kopf liegt leicht im Nacken (nicht zu weit zurücklegen!), der Blick weist nach oben.
- Die Oberschenkelmuskeln sind angespannt, die Kniescheiben leicht hochgezogen.
- Füße und Zehen liegen flach und entspannt auf dem Boden auf.
- Halte den Rücken gerade, spüre die Streckung!

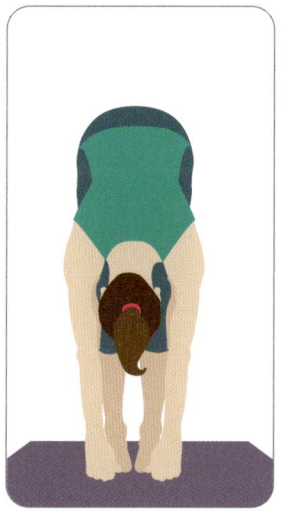

2. ASANA

- Ausatmen.
- Die Arme bei gestreckten Beinen so weit wie möglich nach unten führen, bis die Fingerspitzen den Boden berühren oder, wenn möglich, die Handflächen auf dem Boden aufliegen.
- Der Kopf weist in Richtung Knie oder berührt die Knie, der Blick folgt der Ausrichtung des Kopfes.

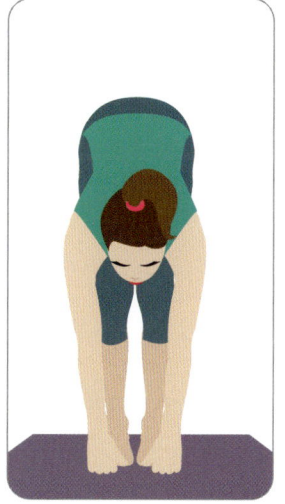

3. ASANA

- Einatmen.
- Den Kopf leicht anheben, den Rücken dabei gestreckt halten.
- Die Knie bleiben, wenn möglich, gestreckt (oder leicht gebeugt).

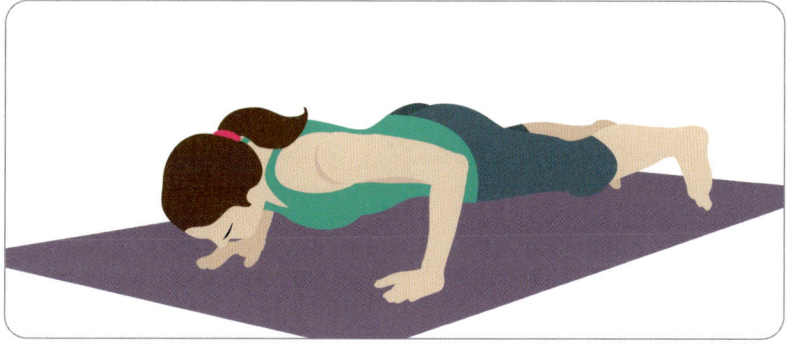

4. ASANA (LIEGESTÜTZ)

- Ausatmen.
- In den Liegestütz gehen, indem zuerst der rechte, dann der linke Fuß weit zurückgesetzt wird (Geübte können auch mit beiden Füßen gleichzeitig in den Liegestütz zurückspringen). Den Oberkörper dabei unbedingt gestrafft halten!
- Das Gesäß anspannen, das Becken nicht nachschwingen lassen! Die Ellenbogen liegen am Oberkörper an.
- Oberkörper, Becken und Beine über dem Boden »schweben« lassen (nötigenfalls mit den Knien auf dem Boden abstützen).
- Schließlich den Blick nach vorn richten.

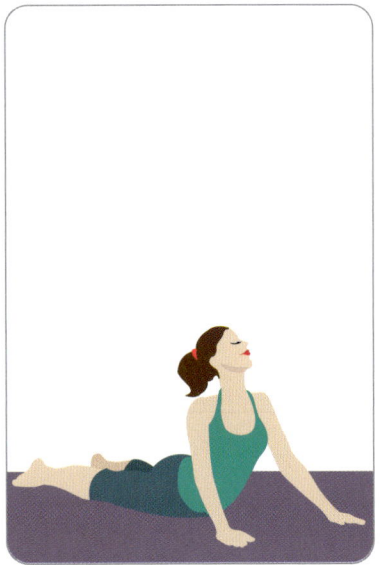

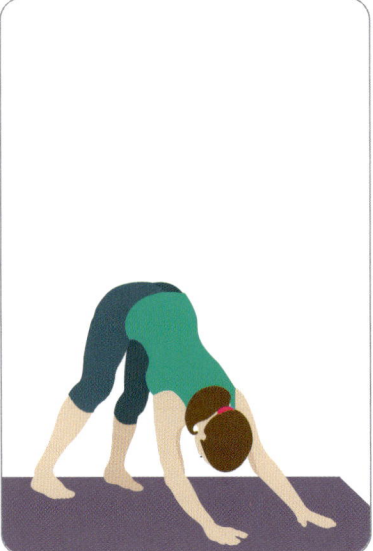

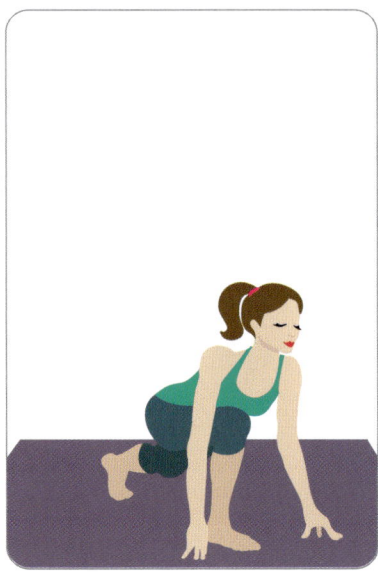

5. ASANA
(AUFSCHAUENDER HUND)

- Einatmen.
- Den Oberkörper hochstemmen und dabei »das Herz öffnen« (die Dehnung im Brustkorb wahrnehmen und die Energie durch das Herz und die gesamte Brustregion strömen lassen).
- Die Füße rollen dabei auf den Spann, die Fußsohlen zeigen nach oben.
- Die Fußspitzen strecken.
- Die Handflächen liegen gerade auf dem Boden auf.
- Den Kopf leicht (!) in den Nacken legen.
- Das Gewicht ruht auf Händen und Fußrücken.

6. ASANA
(HINABSCHAUENDER HUND)

- Ausatmen.
- Die Hüfte nach oben schwingen.
- Die Füße rollen zurück vom Spann auf die Zehen, die Füße stehen parallel und etwa hüftbreit auseinander.
- Die Handflächen liegen flach auf dem Boden, die Finger sind leicht gespreizt.
- Den Kopf entspannt hängen lassen, die Augen blicken in Richtung Knie.
- Die Fersen ruhen, wenn möglich, auf dem Boden.
- 5-mal aus- und einatmen. Dabei auf die Bandhas und die Atmung achten.

7. ASANA

- Einatmen.
- Zuerst den rechten, dann den linken Fuß zwischen den Händen aufsetzen.
- Die großen Zehen berühren sich.
- Den Kopf heben und den Rücken strecken.
- Die Knie sind durchgestreckt oder leicht gebeugt.

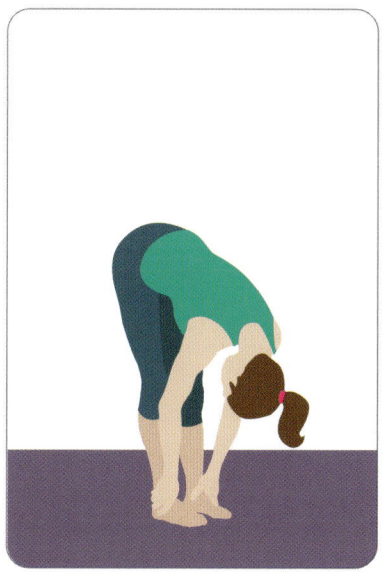

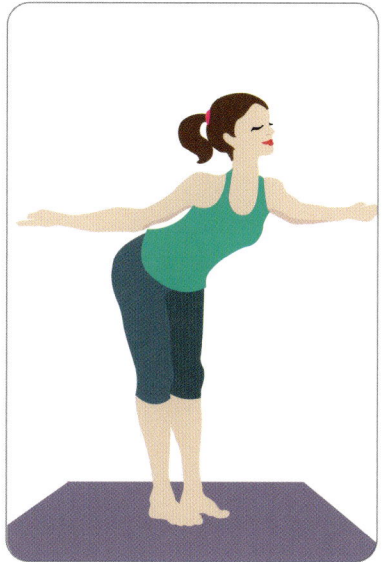

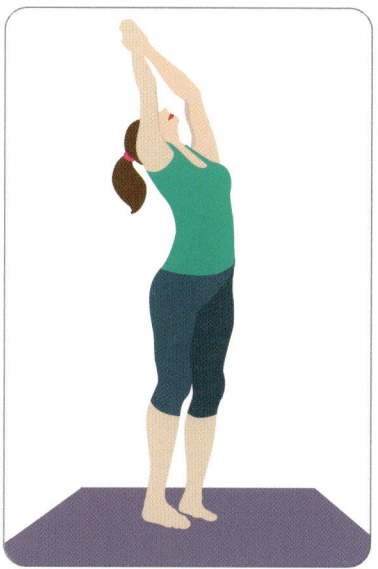

8. ASANA

- Einatmen.
- Ausatmen.
- Den Oberkörper senken.
- Den Kopf Richtung Knie führen, wenn möglich bis an die Knie heranziehen.

9. ASANA

- Einatmen.
- Hände vom Boden lösen und den Körper aufrichten.
- Arme dabei seitlich nach oben führen, bis sich die Handflächen über dem Kopf berühren.

- Den Kopf heben.
- Die Oberschenkel anspannen.
- Sich weit nach oben strecken.
- Die Kraft schießt in die Arme bis zu den Fingerspitzen.

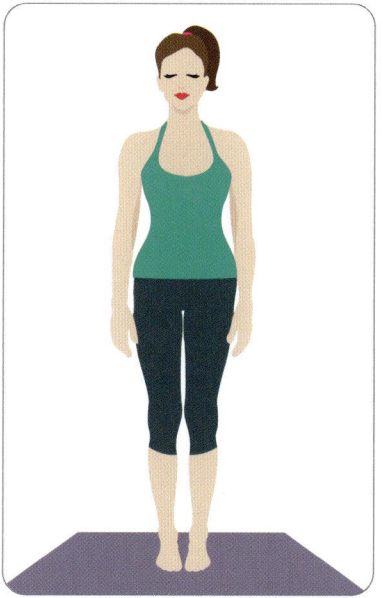

SCHLUSSPOSITION (BERGSTELLUNG)

- Ausatmen.
- Die Arme senken.
- Die Bergstellung einnehmen und gerade stehen.
- Wiederhole die gesamte Sequenz von der Bergstellung als Anfangs- bis zur Bergstellung als Schlussposition 3- bis 5-mal.

YOGA-MINI-FLOW 1

Berg und Mond

Dieses Yoga-Kurzworkout bringt dich in Bewegung, lockert die Schultern und dehnt die nach langem Sitzen häufig verkürzten Hüftbeuger. Schließ beim Cool-Down die Augen und versuch, an gar nichts zu denken, vor allem nicht an die Arbeit. Einfach nur einatmen und ausatmen.

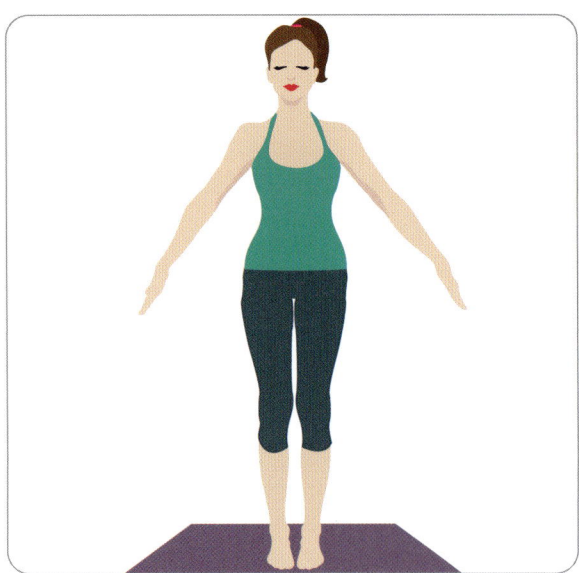 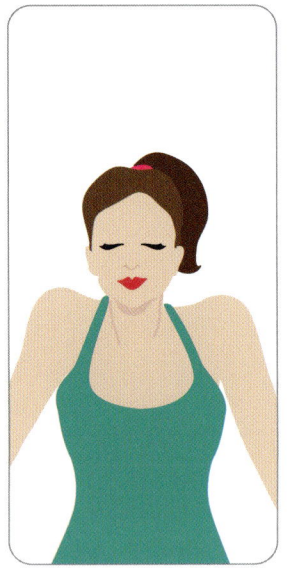 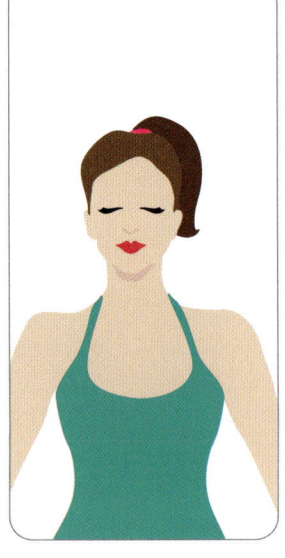

BERGSTELLUNG II

- Stell dich gerade hin. Die Füße sind parallel und etwa hüftbreit voneinander entfernt.
- Die gesamte Wirbelsäule bleibt in ihrer natürlichen Haltung. Richte dich bewusst auf, halte den Kopf aufrecht und empfinde ihn als Verlängerung deiner Wirbelsäule.
- Ziehe nun die Schulterblätter nach hinten und unten und weite dadurch den Brustkorb.
- Dabei hebe die Arme gestreckt zur Seite, aber nicht rechtwinklig, sondern in einem Winkel von 45 Grad, sodass die Fingerspitzen seitlich von dir auf den Boden zeigen.
- Atme dabei tief ein und aus und verharre einige Atemzüge lang.
- Wiederhole den Wechsel von Spannung und Entspannung 4- bis 6-mal.

ÜBERLEITUNG

- Ziehe im aufrechten Sitz oder im Stand langsam beide Schultern nach oben (in Richtung der Ohren) und atme dabei tief durch die Nase ein.
- Ziehe die Schulterblätter nach hinten und drücke diese dann wieder nach unten, sodass du insgesamt mit den Schultern einen großen Rückwärtskreis ziehst.
- Dabei atme tief durch die Nase aus.
- Wiederhole diesen Bewegungsablauf 3- bis 5-mal.

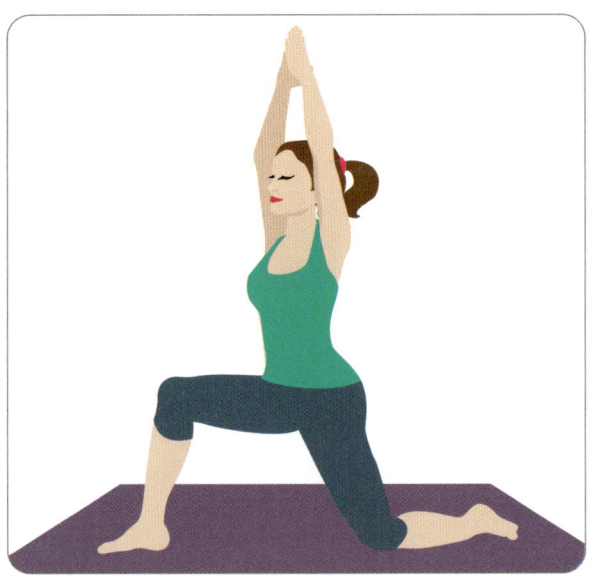

HALBMOND I

- Knie dich auf den Boden, und bringe den rechten Fuß nach vorn auf den Boden. Das rechte Knie sollte hinter der rechten Fußspitze bleiben.

- Bringe dein linkes, aufgesetztes Bein deutlich weit zurück.

- Nimm die Arme über den Kopf und führe die Handflächen zusammen. Dein Blick richtet sich geradeaus. Du spürst deutlich den Dehneffekt im Hüftbereich; schiebst du diese nach vorn, verstärkt er sich.

- Bleibe in der leicht vorgeschobenen Position 3–4 Atemzüge lang.

- Übe die Position auch mit dem linken Fuß nach vorn in der beschriebenen Weise aus.

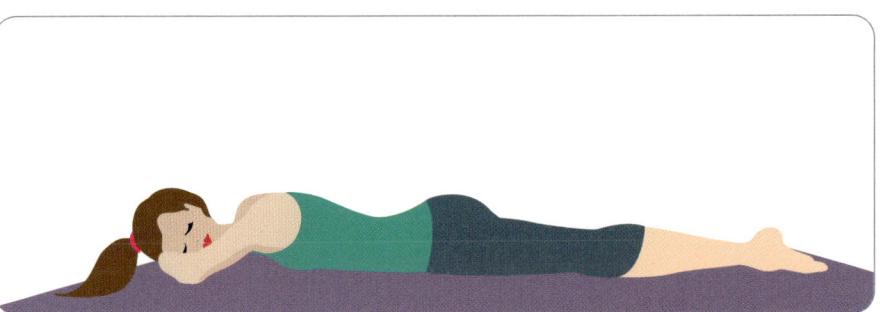

AUSKLANG

- Lege dich auf den Bauch. Die Entspannung fällt dir leichter, wenn du ein eingerolltes Handtuch (oder auch eine Nackenstütze) unter deine Sprunggelenke legst. Manche fühlen sich in dieser Position auch wohler mit einem eingerollten Handtuch unter der Leiste.

- Nimm die Arme unter der Stirn zusammen, bis sich die Hände überlagern.

- Lege deinen Kopf auf die Hände und drehe ihn langsam zur Seite.

- Bleibe in dieser Position einige Atemzüge lang und drehe dann den Kopf zur anderen Seite.

YOGA-MINI-FLOW 2

Fuß und vorwärts

Dieser Flow streckt und dehnt angenehm deine Beinrückseiten. Der Twist zum Ausklang aktiviert deine Wirbelsäule und Schulterpartie. Achte darauf, dass beide Schultern auf dem Boden bleiben. Geübte können das angewinkelte Bein auch ausstrecken. Einsteigerinnen dürfen gern beide Beine anwinkeln.

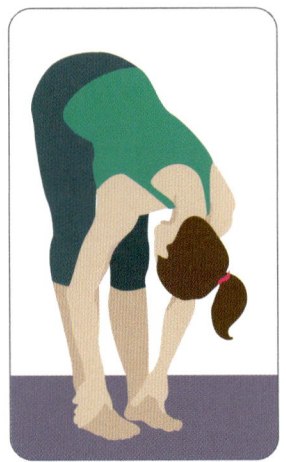 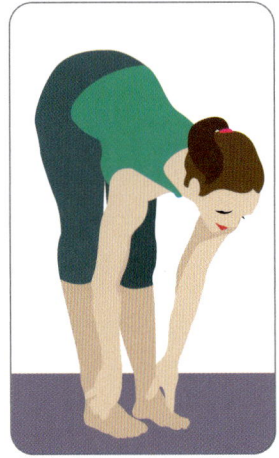 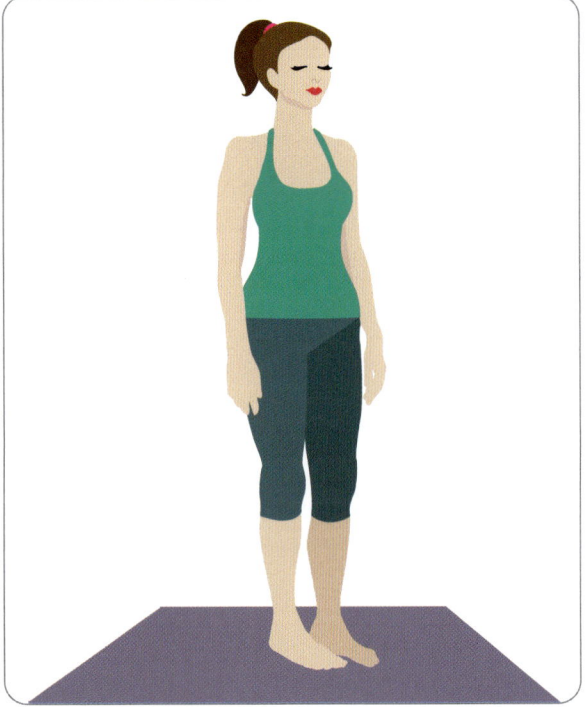

FUSSHALTUNG

- Ausatmen.
- Beuge dich nach vorn, strecke die Arme hinab zu den Füßen.
- Die Hände fassen so tief wie möglich an die Füße.
- Ziehe den Oberkörper an die Oberschenkel heran.
- Spanne die Oberschenkelstrecker (Muskulatur auf der Vorderseite des Oberschenkels) an.
- Die Knie werden nicht durchgedrückt.
- Atme 5-mal durch.
- Einatmen.
- Den Rücken strecken, den Kopf heben und den Brustkorb leicht weiten.
- Ausatmen.
- Den Oberkörper wieder an die Oberschenkel ziehen.
- Die Bandhas sind angespannt.
- Fünf Atemzüge lang in dieser Position verweilen.
- Einatmen und aufrichten.

ÜBERLEITUNG

- Einatmen.
- Die Füße in einem Abstand von ca. 20 cm parallel zueinander stellen.
- Die Wirbelsäule ist gerade, die Schultern sind entspannt, der Kopf ist leicht gesenkt.
- Führe die Arme seitlich nach oben, bis sich die Handflächen berühren.
- Die Oberschenkelmuskeln und Bandhas sind angespannt.
- Einige Atemzüge in dieser Position verharren, dann auf den Boden setzen, die Beine sind gestreckt, der Rücken gerade.

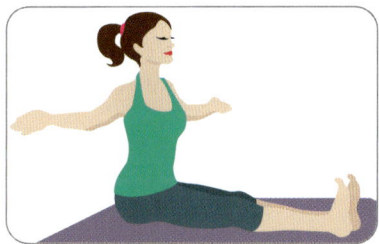 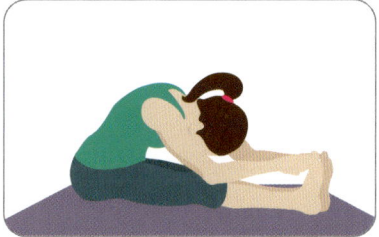 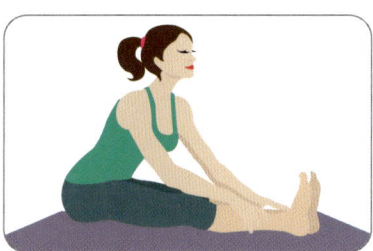

VORWÄRTSBEUGUNG

- Einatmen.
- Die Arme gestreckt nach oben führen.
- Die Handflächen liegen aneinander.
- Ausatmen.
- Den Oberkörper nach vorn beugen, mit Daumen und Zeigefinger die großen Zehen umfassen (oder die Hände auf die Knöchel legen).
- Einatmen.
- Der Rücken bleibt gestreckt, der Kopf wird leicht in den Nacken gelegt.

- Der Blick geht nach oben.
- Die Bandhas und Beinmuskeln anspannen.
- Ausatmen.
- Winkel jetzt die Ellbogen an, ziehe dich mit den Armen nach unten.
- Lege das Kinn auf die Knie, halte dabei den Rücken gerade.
- Der Blick ist auf die Zehen gerichtet.
- Fünf Atemzüge lang in der Position verweilen.
- Einatmen und aufrichten.

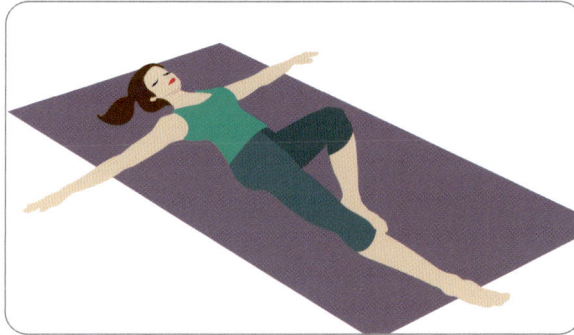

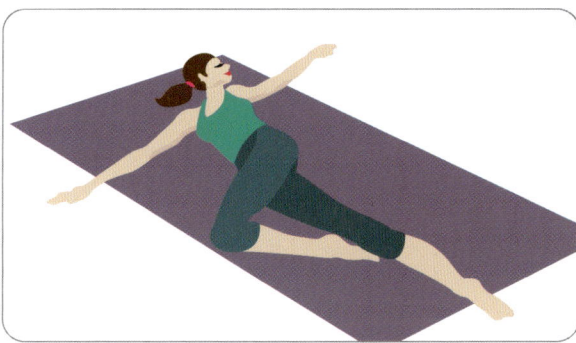

AUSKLANG

- Auf den Rücken legen, einatmen und die Arme zur Seite strecken.
- Das linke Knie anwinkeln, den Fuß ans rechte Knie führen.
- Das Gesäß bleibt am Boden.
- Die Armhaltung beibehalten.
- Der Kopf bleibt gerade, der Blick geht nach oben.
- Ausatmen.
- Das Knie nach rechts in Richtung Boden dehnen.
- Der Fuß bleibt am rechten Knie.
- Die Bandhas und der rechte Oberschenkel sind angespannt.
- Den Kopf nach links drehen.
- Die Position fünf Atemzüge lang halten.
- Einatmen.
- Das Bein wieder nach oben schwingen.
- Ausatmen.
- Zurück zur Mitte kommen und beide Beine ausstrecken.

YOGA-MINI-FLOW 3

Baum und Katze

Dieser Flow bringt dich in Balance, verlängert und mobilisiert Rücken und Hüftbeuger. Geübte legen beim "Baum" den Fuß des angewinkelten Beins am Oberschenkel des anderen Beins an, Einsteigerinnen können die Fußspitze auf dem Boden abstellen. Po anspannen! Und niemals den Fuß gegen das gegenüberliegende Knie stemmen!

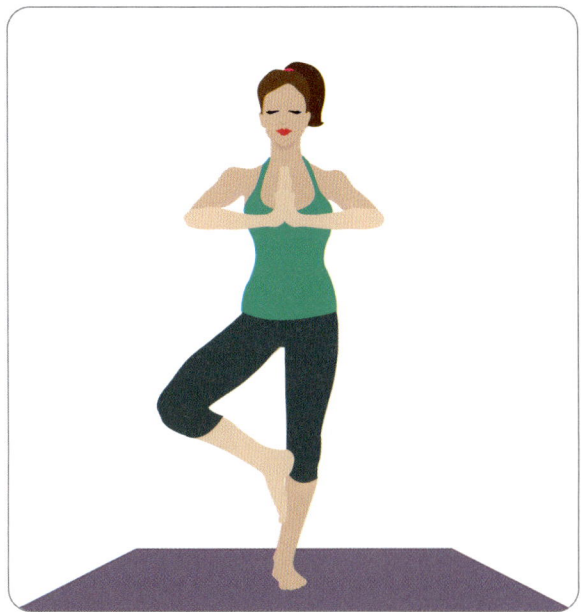

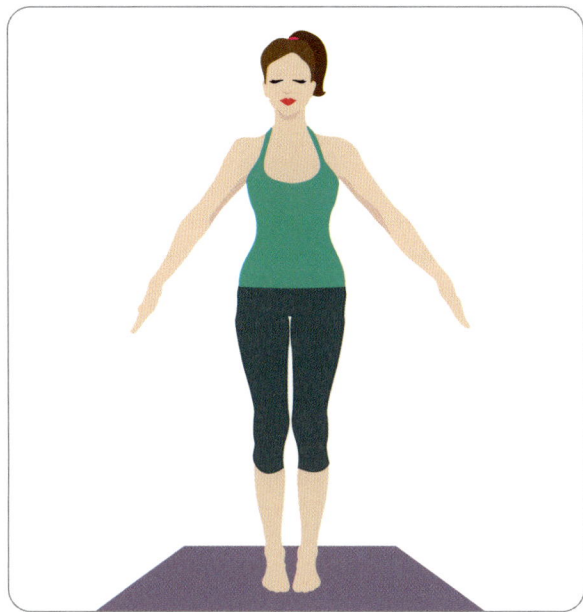

BAUM I

- Im aufrechten Stand verlagerst du das Gewicht auf das linke Bein und legst den rechten Fuß unten an den Unterschenkel des linken Beines.
- Lass das Knie des Standbeins leicht gebeugt, das gibt sicheren Stand.
- Führe nun die Handflächen vor der Brust aneinander. Verharre 3 bis 4 Atemzüge in dieser Position und senke beim Ausatmen die Arme ab.
- Übe dann den Baum auf der anderen Körperseite (rechtes Standbein).

ÜBERLEITUNG

- Stell dich gerade hin. Die Füße sind parallel und etwa hüftbreit voneinander entfernt.
- Die gesamte Wirbelsäule bleibt in ihrer natürlichen Haltung. Richte dich bewusst auf, halte den Kopf aufrecht und empfinde ihn als Verlängerung deiner Wirbelsäule.
- Ziehe nun die Schulterblätter nach hinten und unten und weite dadurch den Brustkorb.
- Dabei hebe die Arme gestreckt zur Seite, aber nicht rechtwinklig, sondern in einem Winkel von 45 Grad, sodass die Fingerspitzen seitlich von dir auf den Boden zeigen.
- Atme dabei tief ein und aus und verharre einige Atemzüge lang.

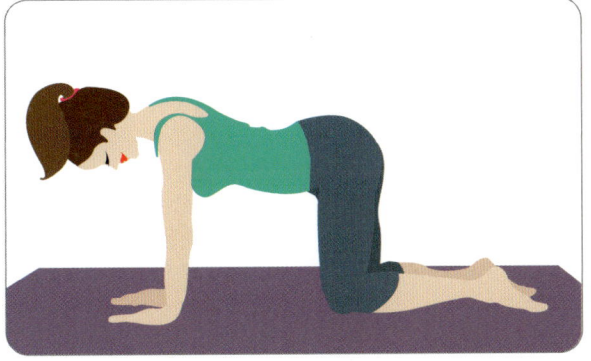

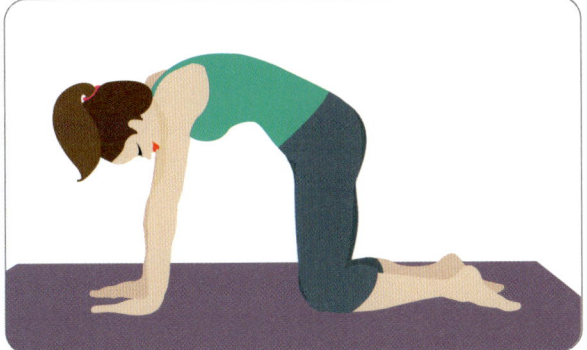

KATZE UND KUH

- Begib dich in den Vierfüßlerstand (Hände unter den Schultern und Knie unter den Hüftgelenken).
- Richte den Blick nach unten und halte den Kopf in Verlängerung der Wirbelsäule.
- Atme tief ein und gehe dabei in ein leichtes Hohlkreuz ("Kuh").
- Beim anschließenden Ausatmen drücke deine gesamte Wirbelsäule nach oben und lass dabei den Kopf locker nach unten hängen ("Katze").
- Richte die Bewegungsgeschwindigkeit nach dem Tempo deiner Atmung.
- Gehe 3-mal von der "Kuh" in die "Katze" und zurück.

AUSKLANG

- Setze dich auf den Boden.
- Richte den Rücken gerade auf und lass die Schultern entspannt fallen.
- Winkel nun ein Bein und dann das andere an.
- Bring dabei beide Fersen so nah wie möglich an den Körper.
- Bring deine Mittelfinger und Daumen zusammen (Mudra) und konzentriere dich jetzt auf Entspannung und tiefes und ruhiges Ein- und Ausatmen.
- Bleib einige Minuten so sitzen.

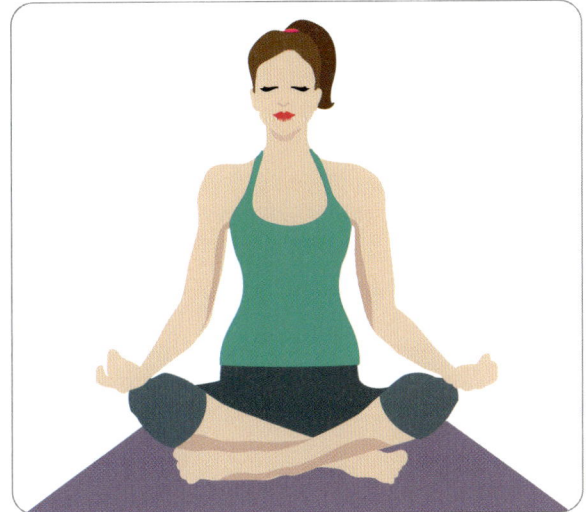

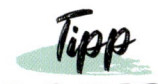

Sehr Geübte schließen bei Balancen entspannt die Augen. Alle anderen suchen sich am besten einen festen Punkt auf dem Boden, den sie im Auge behalten, dann fällt das Balancieren deutlich leichter.

YOGA-MINI-FLOW 4

Heldin und Tiger

Ein Flow voller Energie! Sei der Held und die Tigerin deines Lebens! Stehe in der ersten Übung bewusst besonders stolz, gestreckt und aufrecht. Beim „Tiger" kannst du visualisieren, wie du dich an ein Problem heranschleichst und es am Schlafittchen packst. Beim Ausklang darfst du dann mal kurz die Welt ausschalten und entspannen.

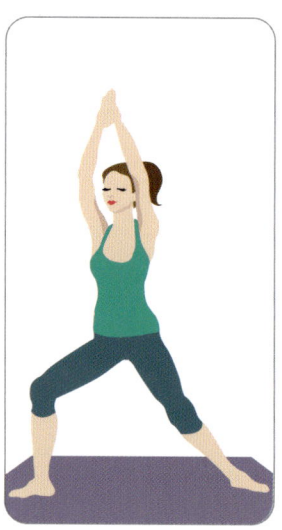

HELD I

- Stell dich mit weit geöffneten Beinen in einen aufrechten Stand.
- Die Beine sind gestreckt, die Füße stehen parallel zueinander.
- Hebe nun beim Einatmen die Arme über den Kopf, wobei die Handflächen nach oben zeigen, bis die Hände aneinanderliegen.
- Drehe den linken Fuß nach innen und den rechten Fuß nach außen.
- Drehe das rechte Bein und den Rumpf aus der Hüfte heraus nach rechts.

- Beuge nun das rechte Bein und schiebe die Hüfte nach unten.
- Verharre einige Atemzüge lang und strecke dann beim Einatmen das rechte Bein.
- Anschließend drehe dich wieder nach vorn, senke die Arme und atme dabei ruhig aus.
- Führe die Übung nun zur anderen Seite aus.
- Halte die Heldposition mindestens 10 ruhige Atemzüge lang.

ÜBERLEITUNG

- Schließe mit dem Daumen der rechten Hand das rechte Nasenloch und atme langsam und tief aus.
- Atme durch das freie linke Nasenloch tief ein und schließe dann mit dem Ringfinger der rechten Hand auch das linke Nasenloch.
- Halte den Atem an und zähle bis acht.
- Löse den Daumen vom rechten Nasenloch und atme vollständig aus.
- Atme nun durch das rechte Nasenloch tief ein, schließe dann mit dem Daumen das rechte Nasenloch, halte den Atem wie beschrieben an und löse dann den Ringfinger vom linken Nasenloch zum Ausatmen. Jetzt wieder links einatmen und den Zyklus von vorn beginnen.
- Wiederhole die vier Phasen 6- bis 10-mal.

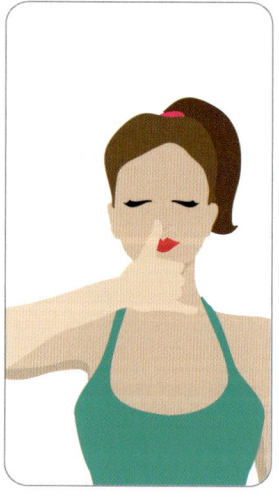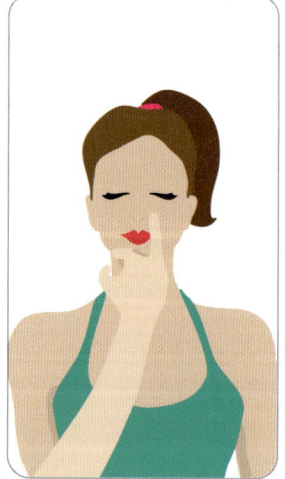

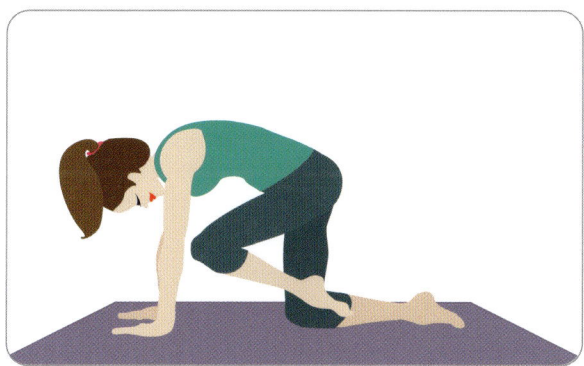

TIGER

- Begib dich in den Vierfüßerstand (Hände unter den Schultern und Knie unter den Hüftgelenken).
- Atme aus, ziehe dabei dein linkes Knie in Richtung Kopf und mach dich rund.
- Atme jetzt ein und strecke dabei deine Wirbelsäule und dein linkes Bein.
- Der Kopf geht zurück in die Verlängerung der Wirbelsäule.
- Halte die Position bei angehaltenem Atem einen Moment und gehe dann beim Ausatmen in die runde Stellung zurück.
- Wiederhole diese Übung in einer ruhigen und fließenden Bewegung und wechsel dann zum anderen Bein.
- Übe den Wechsel zwischen Rundrücken und gestreckter Position 5- bis 10-mal pro Seite.

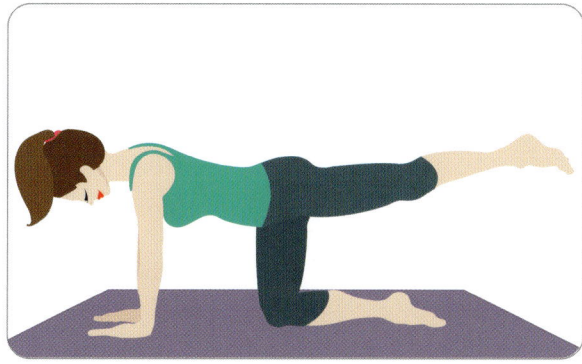

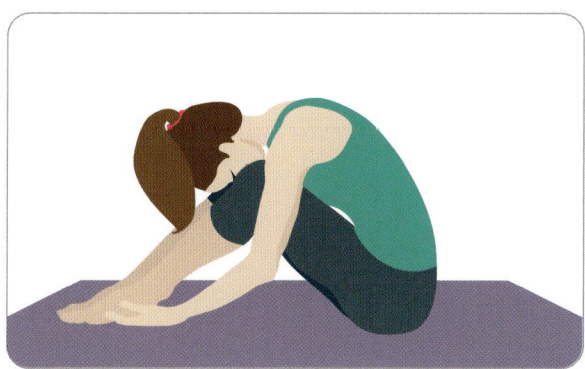

AUSKLANG

- Setz dich entspannt auf dein Gesäß und umfasse deine angewinkelten Beine.
- Leg deine Stirn auf die Knie und lass dich locker nach unten hängen, bis du die Entspannung zwischen den Schulterblättern spürst.
- Atme tief ein und aus und verweile mindestens 10 Atemzüge in dieser Position.

YOGA-MINI-FLOW 5

Kriegerin und Twist

Der Twist tut der Wirbelsäule, aber auch der Verdauung gut - hilfreich bei ungesunden Snacks. Zur Intensivierung führe den „Krieger II" als „Sonnenkrieger" aus. Dafür beim Einatmen den vorderen Arm heben, den hinteren Richtung Knie des gestreckten Beins führen. Rücken und Hüfte bleiben aufgerichtet; schau der erhobenen Hand hinterher.

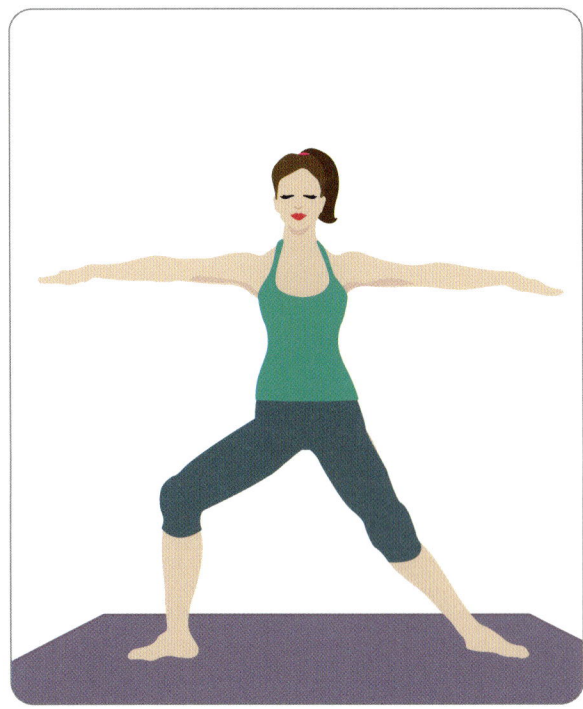

KRIEGER II

- Stell dich aufrecht und breitbeinig hin. (Beine breiter als die Schulterposition).
- Strecke die Arme in Schulterhöhe zur Seite aus und drehe die Handflächen nach unten.
- Drehe nun den rechten Fuß nach außen.
- Atme aus und verlagere das Körpergewicht auf das rechte Bein, indem du es beugst.
- Spüre, wie dabei die linke Oberschenkel-Innenseite gedehnt wird.
- Halte die Position 20–30 Sekunden und strecke dann dein rechtes Bein wieder, bis du die Ausgangsposition erreicht hast.
- Die Übung zur anderen Seite wiederholen.
- Wichtiger als die Zahl der Wiederholungen (3 bis 5 reichen aus) ist beim Krieger das Gefühl des sicheren und selbstbewussten, unverrückbaren Standes.

ÜBERLEITUNG

- Ziehe im aufrechten Sitz oder im Stand langsam beide Schultern nach oben (in Richtung der Ohren) und atme dabei tief durch die Nase ein.
- Ziehe dann die Schulterblätter nach hinten und drücke diese wieder nach unten, sodass du insgesamt mit den Schultern einen großen Rückwärtskreis ziehst.
- Atme dabei tief durch die Nase aus.
- Wiederhole diesen Bewegungsablauf 3- bis 5-mal.

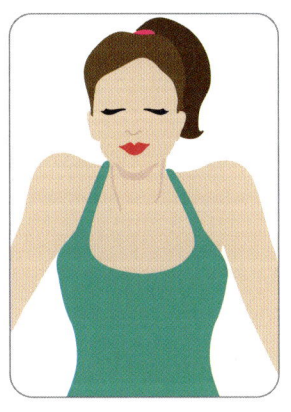 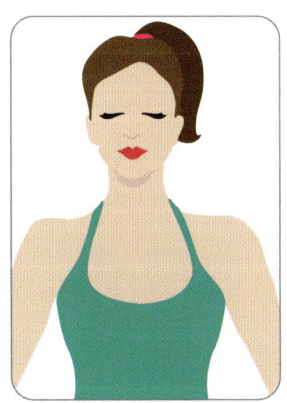

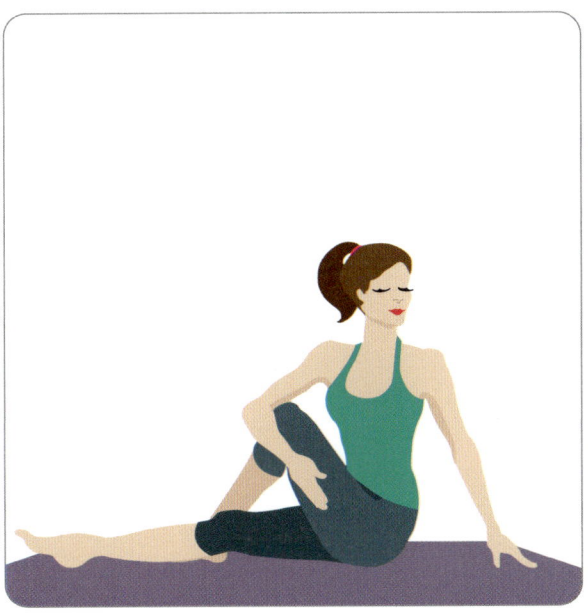

SITZENDER TWIST (DREHSITZ I)

- Setze dich auf den Boden und strecke die Beine aus.
- Kreuze nun den linken Fuß über das rechte Bein.
- Das Knie zeigt dabei nach oben.
- Setze die linke Hand hinter dem Körper ab.
- Strecke dabei den Rücken.
- Dein rechter Arm wird gestreckt über das linke Bein geführt.
- Drehe dich nun bei der Ausatmung nach hinten, sodass du über die linke Schulter schauen kannst.
- Verharre hier einige Atemzüge lang und gehe in der umgekehrten Reihenfolge wieder in den normalen Sitz zurück – zur Vorbereitung der anderen Seite.

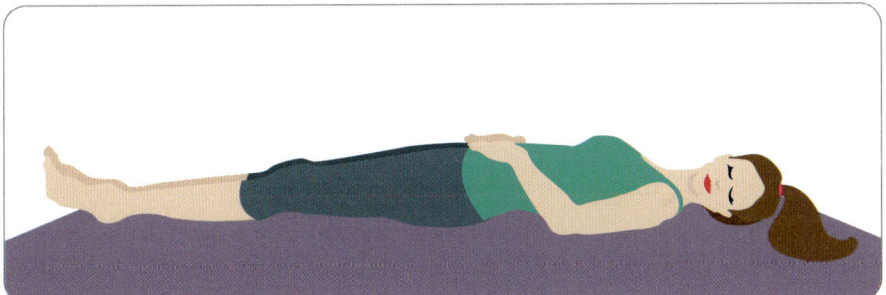

AUSKLANG

- Lege dich in der für dich angenehmsten Position auf den Rücken und schließe die Augen.
- Richte deinen Körper gerade aus.
- Atme bewusst und lege beide Hände auf den Bauch – dies hilft dir, deine Atmung zu spüren. Die Beine sind ausgestreckt, die Fersen berühren einander und die Füße fallen locker zur Seite.
- Meditiere auf den Fluss deines Atems und wandere in Gedanken durch deinen Körper. Beginne bei den Füßen, weiter über die Beine zum Becken, den Oberkörper und schließlich zum Kopf.
- Löse etwaige Verspannungen in den Muskeln durch bewusstes Ein- und Ausatmen.
- Strecke am Ende der Entspannungsphase die Arme über den Kopf, dehne und strecke dich wie eine Katze beim Aufwachen und mache dich bewusst wieder wach und aktiv.

ANTI-STRESS-*YOGA*

Bleib ausgeglichen

Mit den folgenden kurzen Atem- und Balanceübungen kannst du in Stresssituationen mal kurz abschalten, um wieder einen klaren Kopf zu bekommen. Auch vor wichtigen Telefonaten oder Konferenzen eine gute Sache, um ruhiger, entspannter und konzentrierter ins Meeting zu gehen.

ATEMMUSTER

Die Atemübungen kannst du direkt auf deinem Stuhl sitzend ausführen, aber bitte auf der vorderen Kante, mit freiem Rücken, die Füße stehen fest auf dem Boden. Noch besser wäre, du setzt dich im Schneidersitz auf den Boden. Alternativ kannst du dich auch hinstellen. In jedem Fall sollte deine Wirbelsäule so gerade aufgerichtet wie möglich sein. Versuche nun, ein großes und weiches Atemmuster zu entwickeln. Dann wird der Geist ruhig, und Emotionen stabilisieren sich. Die alten Yogameister glaubten, das Auf und Ab der Gefühle über den kontrollierten Atemstrom, den man durch die Nasenlöcher fließen lässt, dirigieren zu können. Das Einatmen durch das rechte Nasenloch und das Ausatmen durch das linke aktiviert und stimuliert uns, wenn man die Übung umgekehrt macht, beruhigen wir uns.

Hier sind einige Beispiele für die Zeitdauer der Ein- und Ausatmung – die Ziffern stehen für Sekunden. Beginne folgendermaßen: 8 (Einatmen) – 0 (Atempause) – 8 (Ausatmen) – 0 (Atempause); 8–0–16–0; 7–3–7–3; usw.

BAUCHATMUNG

- Stell dich aufrecht hin, mit gerader Wirbelsäule, weil du nur dann wirklich frei atmen kannst.
- Atme langsam und tief ein und lass zu, dass sich der Bauch dabei nach außen wölbt.
- Lass anschließend die Luft in den Brustkorb strömen.
- Atme langsam und gleichmäßig aus.
- Zur Unterstützung der Ausatmung ziehe die Bauchmuskulatur leicht zusammen, der Bauch sinkt wieder ein und der Brustkorb entspannt sich.
- Ein- und Ausatmung sind gleich lang.
- Wiederhole die Übung für mindestens 10 Atemzüge.

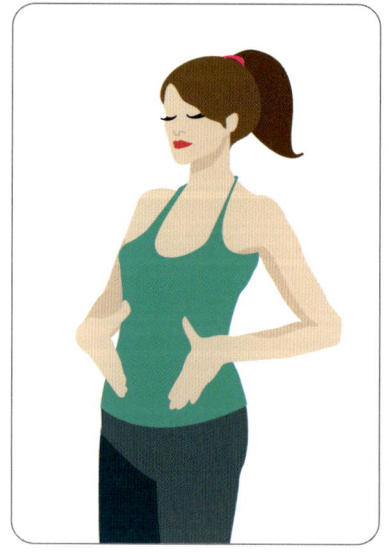

KRIEGER III

- Verlagere dein Gewicht auf das linke Bein und strecke das andere Bein leicht nach hinten, wobei du dich noch mit den Zehenspitzen abstützt.
- Jetzt verlagere das gesamte Gewicht des Oberkörpers mit beiden Armen langsam nach vorn.
- Versuche jetzt, dich in eine waagerechte Position zu bringen, d. h. den Oberkörper so zu beugen und das ausgestreckte hintere Bein so zu heben, dass Arme, Rumpf und freies Bein in der Waagerechten eine gerade Linie bilden.
- Führe die Balance nun auf dem rechten Bein aus.
- Wiederhole die Übung auf jedem Bein 2- bis 4-mal, solange du dich dabei wohl fühlst.

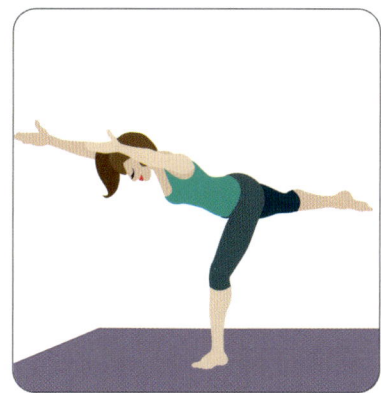

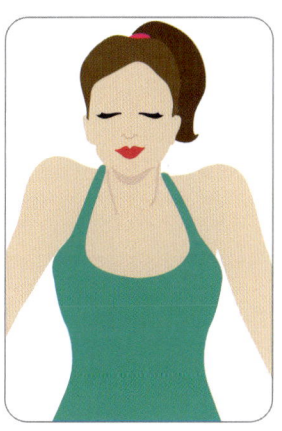
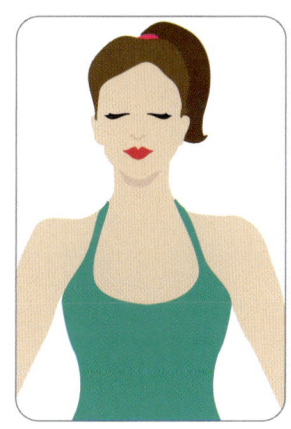

SCHULTERKREISEN

- Ziehe im aufrechten Sitz oder im Stand langsam beide Schultern nach oben (in Richtung der Ohren) und atme dabei tief durch die Nase ein.
- Ziehe dann die Schulterblätter nach hinten und drücke diese wieder nach unten, sodass du insgesamt mit den Schultern einen großen Rückwärtskreis ziehst.
- Dabei atme tief durch die Nase aus.
- Wiederhole diesen Bewegungsablauf 3- bis 5-mal.

ADLER I

- Ausgangsposition ist der gerade Stand mit hüftbreiter Fußstellung.
- Verlagere nun dein Körpergewicht auf das rechte Bein, hebe den linken Fuß und lege ihn über den rechten Oberschenkel.
- Die Arme werden auf Brusthöhe gekreuzt und die Finger ineinander verschränkt.
- Halte diese Stellung einige Atemzüge lang und wechsele dann auf das andere Bein.
- Löse den Adler wieder auf, wenn du spürst, dass dein Standbein verkrampft.

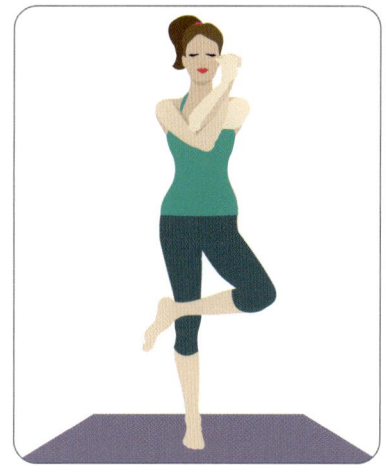

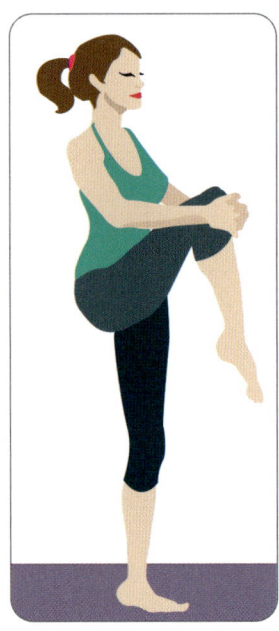

WINKEL I

- Einatmen.
- Im aufrechten Stand das rechte Bein anwinkeln, der Fuß ist gestreckt.
- Das Knie mit den Händen umfassen; Schultern nicht hochziehen.
- Ausatmen.
- Bauch und Po sind fest; Balance für 5 Atemzüge halten.
- Einatmen.
- Die Schultern leicht nach hinten ziehen.
- Ausatmen.
- Die Position lösen und gerade stehen.
- Mit dem linken Bein wiederholen.

Tipp

Fixiere für besseres Gleichgewicht einen festen Punkt mit den Augen.

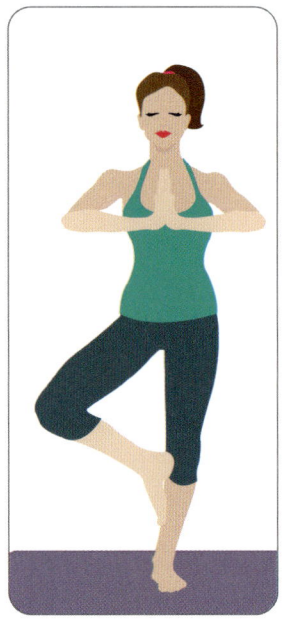

BAUM I

- Im aufrechten Stand verlagerst du das Gewicht auf das linke Bein und legst den rechten Fuß unten an den Unterschenkel des linken Beines.
- Lass das Knie des Standbeins leicht gebeugt, das gibt sicheren Stand.
- Führe nun die Handflächen vor der Brust aneinander. Verharre 3–4 Atemzüge in dieser Position und senke beim Ausatmen die Arme ab.
- Übe dann den Baum auf der anderen Körperseite (rechtes Standbein).

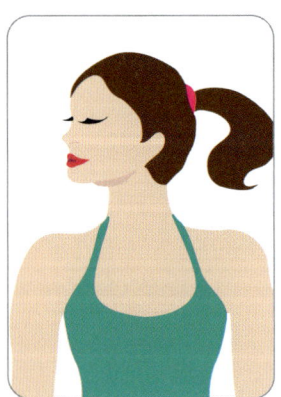 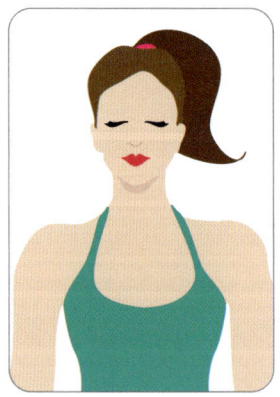

KOPFDREHEN

- Du kannst selbst entscheiden, ob du diese Übung im Stehen oder im bequemen Sitz ausführst.
- Wichtig bei beiden Varianten ist die gerade und aufrechte Haltung.
- Atme ein und drehe mit der Ausatmung den Kopf langsam nach rechts, so weit es geht.
- Atme durch die Nase wieder langsam ein und drehe dabei den Kopf wieder nach vorn.
- Nun in der gleichen Reihenfolge zur anderen Seite: Einatmen, mit dem Ausatmen Drehung nach links, mit dem Einatmen wieder zurück.
- Drehe den Kopf 3-mal zu jeder Seite.

BOOT

- Einatmen.
- Die Beine anwinkeln, die Hände umfassen die Knie.
- Ausatmen.
- Schwinge die Füße nach vorn hoch, sodass Beine und Oberkörper einen rechten Winkel bilden.
- Die Arme nach vorn und parallel zum Boden ausstrecken.
- Der Rücken ist gerade.

- Die Bandhas sind aktiv.
- Der Blick ruht auf den Füßen.
- Fünf Atemzüge lang die Position halten.
- Ausatmen.
- Die Position lösen.
- Die Übung insgesamt 3-mal wiederholen, zwischendurch drei Atemzüge Pause einlegen.

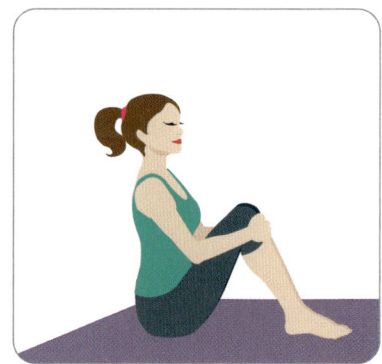

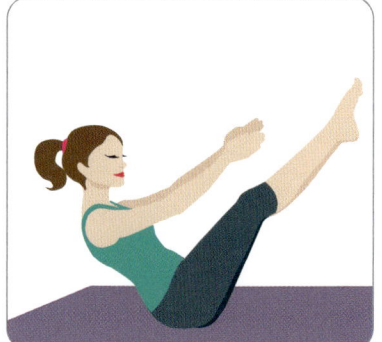

Tipp

Einsteiger:innen halten sich mit den Händen an der Oberschenkelrückseite knapp oberhalb der Kniekehlen fest. Varianten: Fußspitzen auf dem Boden oder Beine im 90-Grad-Winkel gehalten.

WECHSELATMUNG

- Schließe mit dem Daumen der rechten Hand das rechte Nasenloch und atme langsam und tief aus.
- Atme durch das freie linke Nasenloch tief ein und schließe dann mit dem Ringfinger der rechten Hand auch das linke Nasenloch.
- Halte den Atem an und zähle bis acht.
- Löse den Daumen vom rechten Nasenloch und atme vollständig aus.
- Atme nun durch das rechte Nasenloch tief ein, schließe dann mit dem Daumen das rechte Nasenloch, halte den Atem wie beschrieben an und löse dann den Ringfinger vom linken Nasenloch zum Ausatmen. Jetzt wieder links einatmen und den Zyklus von vorn beginnen.
- Wiederhole die vier Phasen 6- bis 10-mal.

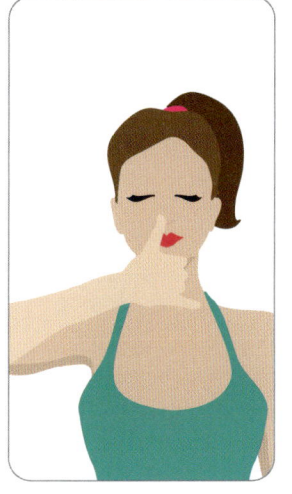

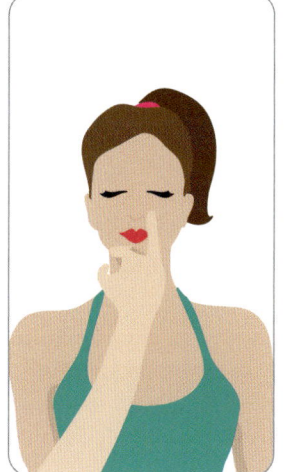

SPAZIERENGEHEN
MIT EXTRA-KICK

Geh mal raus!

Diesen Bewegungstipp dürfte jede:r kennen: In der Mittagspause eine Runde spazieren gehen. Wenn du das ein paar Mal in der Woche schaffst, ist das schon absolut top! 10.000 Schritte am Tag werden empfohlen. Schaff dir zur Motivation am besten einen Schrittzähler an, oder, wenn du zu den Menschen gehörst, die ihr Handy stets bei sich tragen, eine Schrittzähler-App. Du willst noch etwas mehr? Dann haben wir hier ein paar Ideen für dich:

✳ Trage in jeder Hand eine 0,5-l-Wasserflasche und mache kräftige Armbewegungen beim Spaziergang. Trinke mindestens eine Flasche aus, bis du wieder zu Hause bist. Kraft, Ausdauer und Hydratation in einem!

✳ Suche dir für deine Runde einen schönen Park, Wald oder See aus, der ein paar Kilometer weiter weg liegt, und fahre dann mit dem Rad dorthin.

✳ Baue Tempowechsel sein: Geh eine Weile flotter, dann bleib kurz stehen und verschnaufe, geh ein Stück gemächlich, dann wieder schneller. Das bringt den Kreislauf – und den Kalorienverbrauch – so richtig in Schwung.

✳ Steigere die Intensität, indem du Hanteln mitnimmst, Gewichtsmanschetten um die Fußgelenke schnallst, einen schweren Rucksack trägst und/oder dir eine Strecke mit besonders vielen Treppen oder Steigungen suchst.

✳ Geh auch mal ein Stück rückwärts oder in Schlangenlinien, balanciere auf Mäuerchen oder Straßenpflastermustern entlang – das stärkt das Körperbewusstsein. Der Rückwärtsgang soll sogar gegen Schmerzen im unteren Rücken helfen.

✳ Suche dir feste Punkte auf deinem Weg, an denen du jedes Mal kleine Dehn- oder Kraftübungen einbaust. Z. B. Stretching mit dem Bein auf der Parkbank oder stehende Liegestütze an einem schönen Baum.

✳ Inzwischen gibt es in vielen Parks und manchen Grünflächen größerer Wohnanlagen kleine Ansammlungen fest installierter Sportgeräte oder Calisthenics-Geräte. Warum nicht mal dort vorbeispazieren und ein paar kleine Übungen machen?

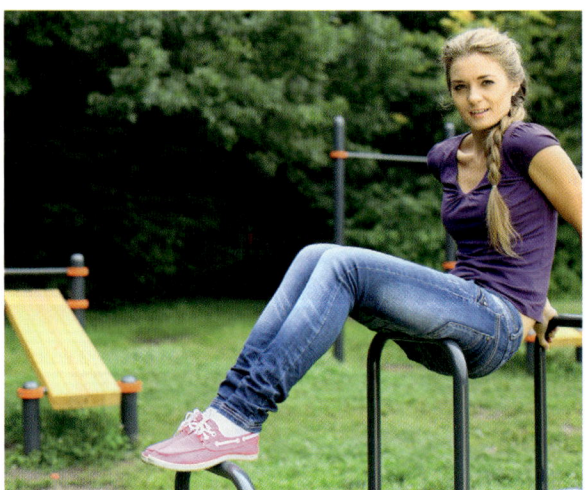

DIE NÄCHSTE STUFE:
WALKING

Es wird schneller

Beim Walking gehst du schon um einiges schneller als beim Spaziergang und setzt zur Unterstützung aktiv und deutlich deine Arme ein, was Schultern, Rücken, Brust und Arme stärker beansprucht. Walking ist das Richtige für dich, wenn dir Spazierengehen zu lahm, Joggen aber (noch) zu anstrengend ist. Weitere Vorteile: Walking belastet die Gelenke weniger als Joggen. Und du kannst dich dabei noch gut unterhalten - ideal also, wenn du dir Mitstreiter:innen suchst!

DIE TECHNIK

Deine Arme sind nicht mehr als 90 Grad angewinkelt, die Schultern locker, den Brustkorb hebst du an. Und los geht's: Anders als beim Joggen löst sich beim Walken der hintere Fuß erst vom Boden, wenn das Gewicht auf dem vorderen Fuß liegt. Dadurch ist das hintere Bein fast durchgestreckt, das vordere leicht gebeugt. Wichtig ist, dass du den Fuß beim Gehen über die ganze Fußsohle abrollst. Willst du schneller werden, mach keine größeren Schritte, sondern mehr und kleinere. Die Arme schwingen dabei in Brustbeinhöhe gegengleich mit, die Hände lässt du locker. Achte darauf, die Schultern nicht hochzuziehen.

TRAININGSPLAN ZUM FITWERDEN

Gehe walken, wann immer und solange du Lust hast, das ist super! Möchtest du aber eine deutliche Fitness-Verbesserung spüren oder vielleicht ein bisschen abnehmen, solltest du verlässlich mehrmals wöchentlich auf die Strecke gehen. Hier ist ein möglicher Trainingsplan für den Einstieg. Plane dafür immer genügend Zeit ein; teile die längeren Einheiten in Morgen- und Abend-Walks auf, wenn du es nicht anders schaffst.

WOCHE	1	2	3	4	5	6	7	8	9	10
Optimale Trainingsintensität/ Herzfrequenz in %*	60	60	60	60	65	65	70	70	75	75
Trainingsdauer in Min.	15	15	20	20	30	30	45	45	45	60
Trainingseinheiten pro Woche	2	2	2	2	3	3	3	3	4	4

* vom maximalen Puls, welcher 220 minus dein Lebensalter beträgt

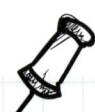

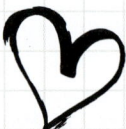

Egal, wie
LANGSAM
du läufst – du
SCHLÄGST
alle, die
ZU HAUSE
bleiben!

LAUFEN FÜR (WIEDER-)EINSTEIGER:INNEN

Keep on running!

Laufen ist perfekt, um fit zu werden, jede Menge Sauerstoff zu tanken und gute Laune zu bekommen! Auch hier gilt: Die Regelmäßigkeit zählt! Aber wie anfangen? Hier ein paar Tipps:

✱ Ganz am Anfang solltest du nicht die gelaufenen Kilometer zählen, sondern die gelaufenen Minuten! Du solltest abwechselnd laufen und gehen/walken. Ziel ist es, nach einer Weile 30 Minuten am Stück laufen zu können. Wer schon Walking betreibt, ist also prima vorbereitet!

✱ Um dich richtig auszupowern und noch mehr Fett zu verbrennen, kannst du zwischendurch kleine Sprints einbauen, eine Steigung oder Treppen hochlaufen.

✱ Wichtig: Sei nicht zu ehrgeizig; laufe nicht zu schnell, sonst kommst du außer Atem und verlierst die Lust. Verinnerliche dazu den Spruch auf der linken Seite!

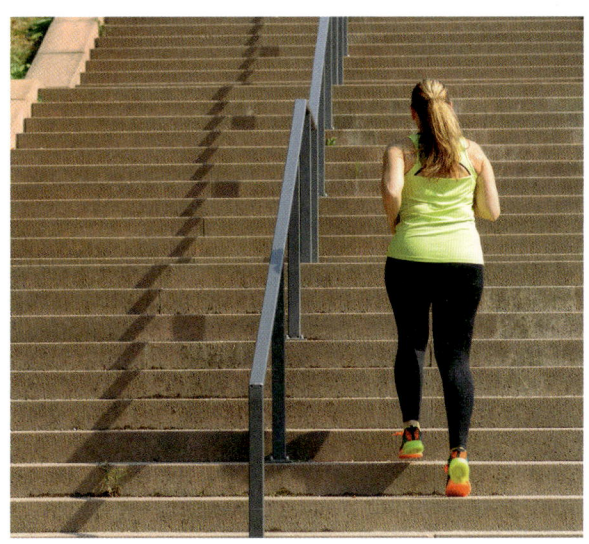

TRAININGSPLAN ZUM ERREICHEN DES ZIELS: 30 MINUTEN AM STÜCK LAUFEN!

WOCHE	1	2	3	4	5	6	7	8
Trainingsdauer in Minuten	30	28	34	30	34	32	42	30
Aufteilung Walken/Laufen	8 x 2 Min. laufen, dazwischen 2 Min. walken	6 x 3 Min. laufen, dazwischen 2 Min. walken	6 x 4 Min. laufen, dazwischen 2 Min. walken	4 x 6 Min. laufen, dazwischen 2 Min. walken	3 x 10 Min. laufen, dazwischen 2 Min. walken	2 x 15 Min. laufen, dazwischen 2 Min. walken	2 x 20 Min. laufen, dazwischen 2 Min. walken	30 Min. laufen
Trainingseinheiten pro Woche*	3	3	3	3	3	3	3	3

* Mindestens 1 Tag Pause dazwischen

LAUF-WORKOUTS
AN DER FRISCHEN LUFT

Outdoor-Fitness

Gestalte deine Lauf- oder Walkingeinheiten intensiver, indem du sie mit Kraft- oder Cardio-Übungen kombinierst. Du läufst jeweils einige Minuten, dann machst du eine Übung, dann läufst du wieder usw. Wähle dafür einzelne Übungen, z.B. aus den Workouts im Buch; beachte dabei dein Trainingsziel (Ausdauer, Bauchtraining, Beintraining etc.) sowie Jahreszeit und Wetter (Übungen im Liegen oder Stehen). Wichtig: Wärme dich immer zuerst auf und dehne zum Schluss deine Muskeln! Hier drei Vorschläge:

LAUFEN MIT EXTRA BEINARBEIT

Basics: Hier läufst du 5 Minuten, gehst 1 Minute und machst dann 5 Minuten lang eine der Übungen. Wiederhole das dreimal, und du bist 33 Minuten unterwegs!

Aufwärmen: Fahre mit dem Rad an einen schönen Ort in deiner Nähe. Alternativ: zu Hause gut aufwärmen.

Übung 1: Renne mehrfach eine Treppe mit möglichst vielen Stufen hinauf und hinunter. Alternativ: einige kurze Sprints.

Übung 2: Ausfallschritte: 1 Minute, 10 Sekunden Pause, 1 Minute, 10 Sekunden Pause, 1 Minute. Dabei berührt das hintere Knie fast den Boden, das vordere steht über dem Fußgelenk (sonst übermäßige Kniebelastung!); bei jedem Hochkommen das vordere Knie einmal hochziehen.

Übung 3: Steige mit langgezogenen Schritten einen steilen Abhang hinauf. Setz deinen ganzen Fuß auf, nicht nur die Zehen, spüre deine Wadenmuskeln.

Für die Motivation:

- ☐ Neue Laufschuhe und Laufklamotten für jedes Wetter (das Wetter darf nie eine Ausrede sein – sonst kannst du es gleich lassen!)

- ☐ Lieblingsmusik oder Podcasts beim Laufen, vielleicht passenderweise Berichte über anstrengende Expeditionen …

- ☐ Laufschuhe gut sichtbar aufstellen, Lauftermine in den Kalender eintragen

- ☐ Eine landschaftlich schöne Strecke, z. B. mit federndem Waldboden

- ☐ Ein Ziel, wie z. B. mit einem erfahrenen Jogger mithalten oder beim Stadt- oder Firmenlauf mitmachen

- ☐ Laufen mit Freund/Freundin oder gar einem Personal Trainer

- ☐ Nutze ein Fitnessarmband o.Ä. und teile deine Erfolge mit anderen

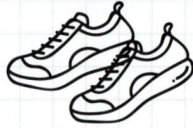

LAUFEN MIT CORE-ÜBUNGEN

Basics: 4 Minuten Laufen, 1 Minute Gehen, 3 Minuten Core-Übungen. Wiederhole das viermal, und du bist 32 Minuten unterwegs.

Übung 1: aufrechter Stand, die Arme seitlich ausstrecken, linkes/rechtes Bein abwechselnd 10-mal seitlich gerade anheben, die Fußspitze zeigt nach vorn; dabei den Boden immer nur kurz antippen. Wiederholen.

Übung 2: 10 x Cross-Lift auf einer Seite, dann 1 Minute Plank (siehe Seite 24), kurze Pause, dann Cross-Lift zur anderen Seite, 1 Minute Plank

Übung 3: „Bergsteiger": im Unterarmstütz die Knie abwechselnd Richtung Ellbogen ziehen, erst langsam, dann schneller. 10-mal, kurze Pause, wiederholen.

Übung 4: „Sit-Up-Bike" (siehe S. 62) im Stehen: im hüftbreiten Stand die Hände leicht an den Hinter-

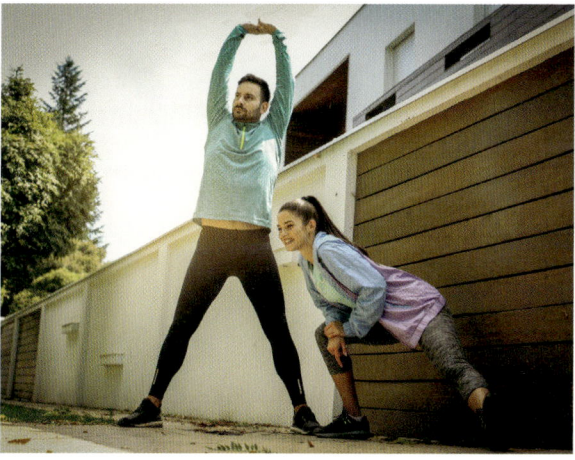

Vergiss nicht, dich gründlich zu dehnen

kopf legen, Ellbogen nach außen richten und nun linken/rechten Ellbogen und rechtes/linkes Knie zusammenziehen. Hier ist gute Core-Spannung besonders wichtig, damit du nicht umfällst!

WALDLAUF MIT KRAFTÜBUNGEN

Basics: Absolviere jede Übung für 1 Minute, 10 Sekunden Pause, 2 Minuten laufen. 1-mal wiederholen. Kein Wald? Ein Park tut's auch!

Übung 1: Halte einen langen Stock mit ausgestreckten Armen hinter deinem Kopf und mache Kniebeugen (Squats).

Übung 2: Halte in jeder Hand einen faustgroßen Stein (alternativ: deine Wasserflasche) und hebe beide Arme seitlich bis auf Schulterhöhe. Halten.

Übung 3: Stell die Fußspitzen auf einen niedrigen Baumstumpf oder ähnliches, setze die Hände davor auf den Boden und mach Liegestütze.

Übung 4: Setze dich auf einen Baumstumpf/großen Stein/eine Bank (nicht mit einem Stapel Baumstämme ausführen, Rollgefahr!), stütze dich mit den Armen ab, senke den Po Richtung Boden, drück dich mit den Armen wieder hoch (Dips).

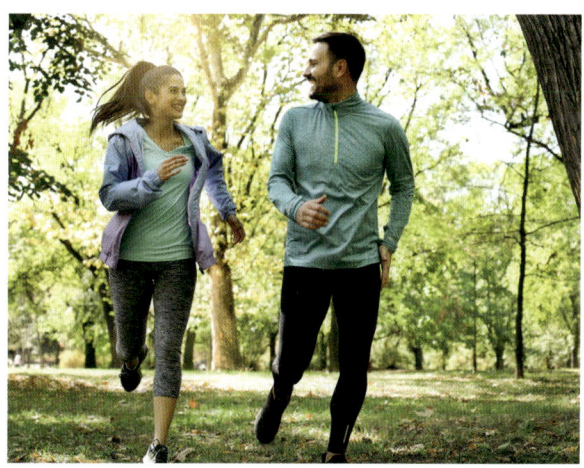

Waldboden – mal federnd, mal sandig, mal flach, mal uneben – ist ein tolles Extra-Training für deine Bein- und Fußmuskeln. Aber Vorsicht, nicht umknicken!

Übung 5: Lehne dich mit dem Rücken an einen großen Baum (Vorsicht, Harz!) und gehe in die Knie, bis du im 90-Grad-Winkel „sitzt". Halten.

DIE 10 BESTEN
ANTI-STRESS-TIPPS

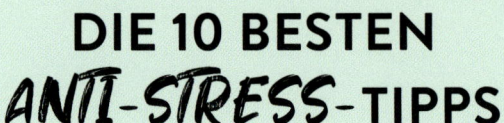

Entspann dich!

1 BEWUSST ATMEN

Aufrecht setzen oder besser noch hinstellen, Schultern entspannen, gerne die Augen schließen, und mindestens drei Mal tief in den Bauch ein- und ausatmen. Sofort wird der gesamte Körper ruhiger und entspannt sich. Hilft auch sehr gut als erste Maßnahme in allen Situationen, in denen man eigentlich gerne aus der Haut fahren würde.

2 TRINKEN, TRINKEN, TRINKEN

Wasser (!) trinken ist genauso wirkungsvoll wie jede Anti-Stress-Übung. Ungesüßter Kräutertee tut's auch. Genug Flüssigkeit – 2 bis 3 Liter über den Tag verteilt werden empfohlen – ist unerlässlich für Gehirn und Augen. Wer dazu neigt, das regelmäßige Trinken zu vergessen, setzt optische oder akustische Erinnerungen.

3 REGELMÄSSIG ECHTE PAUSEN MACHEN

Das heißt: Augen vom Bildschirm wenden, aufstehen, gerne ein wenig räkeln, Augen schließen, tief durchatmen. Wenn du möchtest, schalte kurz Musik an. Oder stell dich ans geöffnete Fenster. Hauptsache, du tust für ein paar Minuten nichts anderes als – nichts. Besonders bei viel Stress sollten Pausen keinesfalls entfallen, denn nur durch sie tankst du neue Energie.

4 GÄHNEN

Bitte einmal ausgiebig gähnen! Gähnen ist nichts anderes als ein besonders tiefes Atmen – und das entspannt, wie wir inzwischen wissen. Außerdem werden so die Gesichtsmuskeln gelockert, die wir bei Stress gern verkrampfen. Achte öfter am Tag mal bewusst auf deinen Kiefer: Ist er entspannt oder beißt du die Zähne zusammen?

5 MANTRA

In Stressphasen hilft es oft, ein selbstgewähltes Mantra mehrmals hintereinander auszusprechen oder zu denken. Beispiele: „Immer eins nach dem anderen.", „Es ist, wie es ist.", „Ich kann das." Wähle ein eigenes Mantra für die aktuelle Situation. Durchatmen. Und weiter geht's.

6 LÄCHELN

Eine Minute lächeln. Egal, ob es ein echtes oder aufgesetztes Lächeln ist: Durch die Muskelbewegung wird der Nerv aktiviert, der dem Gehirn positive Stimmung signalisiert. Aber es sollte mindestens eine Minute dauern. Am besten an etwas Lustiges oder Schönes denken, so ist es leichter und entspannt doppelt.

7 ZEHENWACKELN

Klingt albern? Wirkt Wunder! Einfaches Wackeln mit den großen Zehen führt schnell zu mentaler und physischer Entspannung, denn für das Zehenwackeln muss unser Gehirn etwas von der durch den Stress blockierten Energie freigeben. Zugleich löst die Bewegung die Muskelstarre, in die wir bei Stress oft unbewusst verfallen.

8 MEHR SAUERSTOFF

Frische Luft und ausreichend Sauerstoff brauchen wir nicht nur zum Atmen, sondern auch zum Denken. Für eine gute und regelmäßige Belüftung sorgen. Am besten mehrmals täglich vor ein geöffnetes Fenster stellen und ein paar Mal tief in den Bauch atmen.

9 FOKUSSIERT ARBEITEN

In hektischen Phasen bewusst auf die gerade auszuführende Tätigkeit konzentrieren – und nur darauf. E-Mail-Programm schließen, Telefon auf „nicht stören" stellen o. ä. Bei Bedarf ein Zeitlimit setzen. Beim Nachdenken und, wenn möglich, auch beim Telefonieren die Augen schließen, das entspannt die Augen und erhöht die Konzentration.

10 EINS NACH DEM ANDEREN

Immer nur eine Sache auf einmal erledigen. Auch wenn die To-Do-Liste überquillt: Multi- oder Switch-Tasking sind keine Lösung, sondern verschlechtern lediglich die Konzentration und erhöhen den Stressfaktor. Besser Prioritäten festlegen und Aufgaben nacheinander abarbeiten.

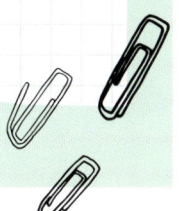

DAS
HAUSHALTSWORKOUT

2-in-1-Effekt

Seit du im Home-Office arbeitest, musst du mehr kochen, die Geschirrberge wachsen, es ist schneller schmutzig, du produzierst mehr Müll zu Hause und die dreckigen Fenster stören dich jetzt viel mehr als sonst? Sieh es sportlich! Deine aktiven Pausen kannst du nämlich hervorragend mit Haushaltsarbeit verbinden. So schlägst du zwei Fliegen mit einer Klappe. Denn auch „das bisschen Haushalt" macht fit und verbraucht Kalorien - wie viele, siehst du in der Tabelle!

TÄTIGKEIT	KALORIENVERBRAUCH PRO 30 MINUTEN	ENTSPRICHT
Gartenarbeit	180	Tischtennis
Auto waschen	150	Volleyball
Bad oder Küche putzen	130	Trampolinspringen
Staubsaugen	110	Seilspringen
Fenster putzen	100	Zumba
Aufräumen	90	Tanzen
Spülen, kochen	75	Wandern

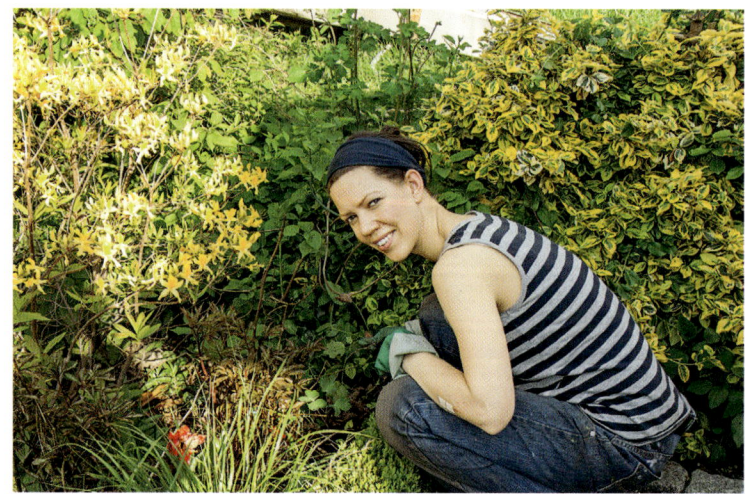

Gartenarbeit ist der ideale Ausgleich zum Home-Office: Frische Luft, erstaunlich hoher Kalorienverbrauch, Beanspruchung verschiedener Muskeln – und du siehst, was du geschafft hast!

NOCH FITTER IM HAUSHALT

Zur Intensivierung deines Haushaltsworkouts gibt es noch jede Menge Alltags-Tricks, mit denen du den Kalorienverbrauch im Haushalt weiter steigern und dich generell mehr bewegen kannst:

✳ Wenn du etwas erledigen musst (Einkaufen, Kind abholen, …), tu das mit dem Rad oder zu Fuß statt mit dem Auto.

✳ Bringe jeden Müllsack einzeln hinunter zur Tonne, trage alle Einkäufe einzeln von der Tasche zum Schrank, stelle den Korb beim Wäscheaufhängen in einen anderen Raum usw. – du verstehst das Prinzip!

✳ Mache beim Staubsaugen tiefe Ausfallschritte.

✳ Mache Kniebeugen mit dem vollen Wäschekorb.

✳ Hänge die Wäsche auf einer Leine auf, die sich über Schulterhöhe befindet, und du tust etwas für deine Arme!

✳ Trage während der Hausarbeiten einen mit Büchern gefüllten Rucksack.

✳ Gestalte das Putzen eines Zimmers als Speed Challenge mit Stoppuhr und fetziger Musik – so kommst du außer Atem!

✳ Mache für jedes Geschirr- und Besteckteil, das du aus der Spülmaschine wieder in den Schrank räumst, eine bestimmte Übung, z. B. ein Lunge, eine Kniebeuge, einmal auf die Zehenspitzen stellen …

✳ Laufe im Entengang unter dem Tisch herum und fege Krümel mit Handfeger und Kehrschaufel auf.

✳ Stell dich beim Spülen oder Kochen immer mal wieder auf die Zehenspitzen.

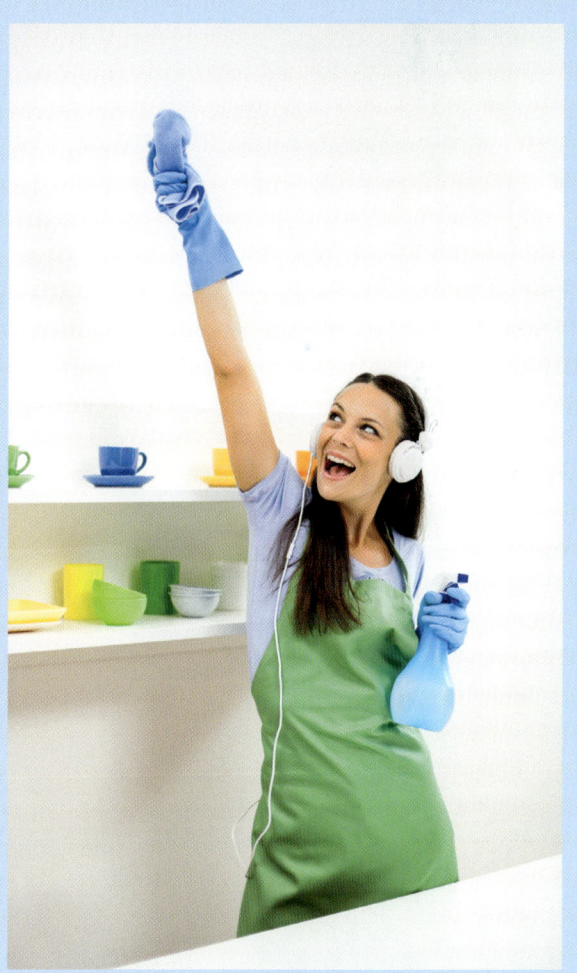

DAS
STAUBTUCH-WORKOUT

und mehr!

Jetzt geht's richtig los: Außer der „echten" Hausarbeit, die sowieso zu erledigen ist, kannst du auch mit Dingen, die es in jedem Haushalt gibt, tolle Übungen machen! Ausreden wie „Aber ich habe keine Hanteln" gelten dann nicht mehr - schließlich hat jede:r irgendwelche Flaschen zu Hause! Aber selbst wenn du voll ausgerüstet bist: Fitness mit Haushaltsgegenständen ist mal eine nette Abwechslung!

DAS STAUBTUCH

Es sieht so harmlos aus, kann aber ein höchst effektives Workout-Werkzeug sein! Man nutzt es als sogenannten „Slider" (Fitness-Fachjargon!). Slider-Übungen bewirken, dass deine Muskeln ständig gegen das Wegrutschen ankämpfen müssen. Dadurch werden auch tiefliegende Muskeln trainiert, was die Stabilisierung deiner Körpermitte fördert und Rückenschmerzen vorbeugt, aber auch ganz schön Muskelkater verursachen kann!

Hier 2 Übungen:

1. Mit nur einem Staubtuch: Mache einen Ausfallschritt und stelle die hintere Fußspitze auf das Staubtuch. Nun beugst du beide Knie, sodass der hintere Fuß auf dem Tuch nach hinten rutscht, du machst also eine Art Ausfallschritt. Dein Oberkörper sollte dabei gerade aufgerichtet bleiben. Dann ziehst du das hintere Bein wieder hoch und stellst es auf der Zehenspitze kurz wieder neben dem Standbein ab. 15 x wiederholen, dann das Bein wechseln. Du solltest deutlich die Oberschenkel- und Pomuskeln deines Standbeins spüren!

2. Mit zwei Staubtüchern, wie die Dame auf dem Foto: Gehe in Liegestützposition, stelle jede Fußspitze auf ein Staubtuch und rutsche nun mit den Füßen in einer Wechselbewegung vor und zurück. Versuche das 15 x, dann eine Pause und dann noch einmal 15 x. Diese Übung wirst du eher in der Bauch-/Rumpfmuskulatur merken.

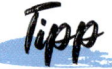

Tipp

Als „Slider" kannst du auch Gästehandtücher oder Pappteller verwenden!

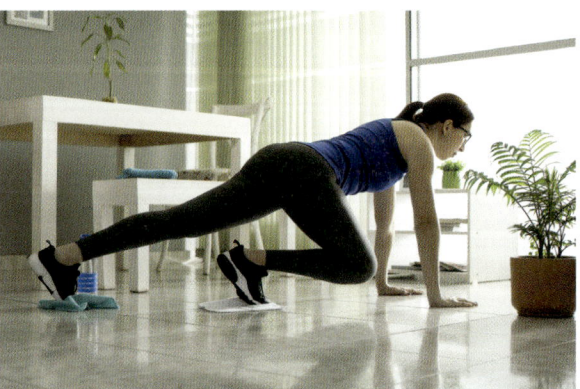

WEITERE ÜBUNGEN MIT HAUSHALTSGEGENSTÄNDEN

✳ Stell dich rückwärts vor deine Toilette (der Deckel ist unten) und beuge die Knie, als wolltest du dich setzen. Streck den Po dabei nach hinten. Sobald er den Deckel leicht berührt, streckst du die Knie wieder und kommst nach oben. Diesen „Box Squat" 20 x wiederholen.

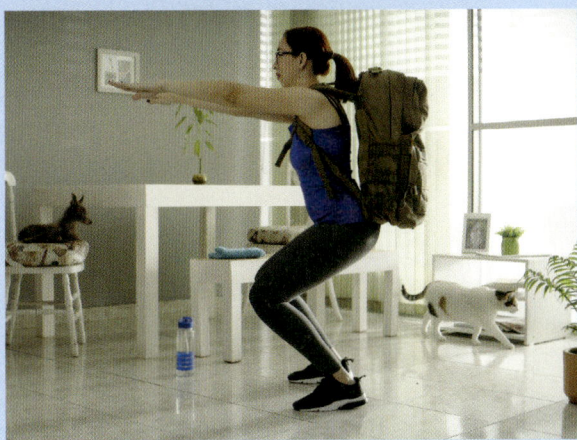

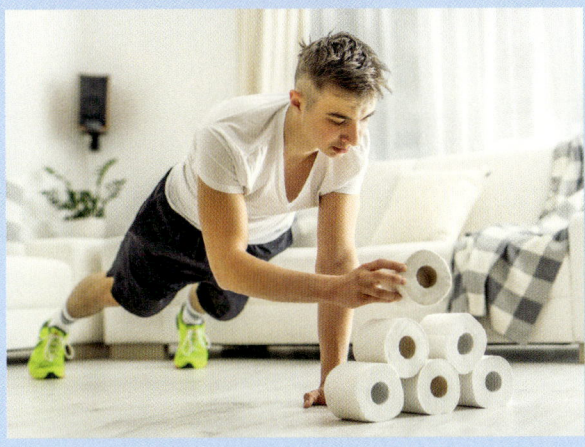

✳ Wo wir gerade im Bad sind: Schnapp dir vier oder mehr Rollen Klopapier und staple sie. Stelle dich direkt daneben auf Händen und Füßen auf wie zum Liegestütz. Greife nun abwechselnd mit der linken und rechten Hand eine Rolle Klopapier vom Turm und staple auf der anderen Seite einen neuen Turm auf. Im Internet finden sich noch viele andere Übungen mit Klopapier!

✳ Halte mit beiden Händen einen Besenstiel vor dich, jede Hand an einem Ende. Schwinge ihn mit gestreckten Armen nach rechts, nach links und nach oben (und mache dann so Kniebeugen), halte ihn auch mal hinter deinen Körper. Schafft eine gute Dehnung!

✳ Klemme – wie auf dem Foto – zwei große, möglichst volle Henkel-Plastikflaschen (Waschmittel, Weichspüler ...) an deinen Besenstiel und nutze diesen dann als Hantelstange!

✳ Jeder hat sie: Eine Ecke im Haushalt, die dringend mal ausgemistet werden müsste. Kleiderschrank, Schreibtisch, Schuhkommode, Küchenschrank oder Keller – sortier mal gründlich durch und aus. Gute Methoden dazu findest du in Büchern und im Internet. Bei manchem bist du unsicher? Pack alles in einen Rucksack, setz ihn auf und mach Kniebeugen. Wie viele schaffst du? Und willst du wirklich, dass diese Dinge dich und die Ordnung in deinem Zuhause weiterhin belasten? Eben!

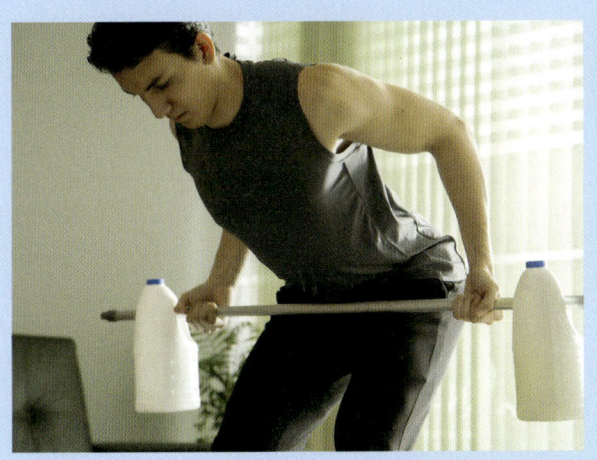

MEINE
HOME-OFFICE-FITNESS

Checklisten & Co.

Diese Listen und Pläne sollen Anregungen sein - stell dir nach Lust und Laune deine eigenen Pläne zusammen, ob auf Papier oder auf dem Handy!

Motivierende Dinge, die ich mir für den Sport und das Home-Office anschaffen könnte:

- ☐ weiche, dicke Gymnastikmatte
- ☐ schicke Sportkleidung für drinnen und draußen
- ☐ Fitnessuhr
- ☐ Schrittzähler
- ☐ Sport-Kopfhörer
- ☐ Laufarmband fürs Handy
- ☐ Fitness-/Jogging-App
- ☐ kleine Hanteln
- ☐ Gewichtsmanschetten
- ☐ Kugelhantel (aka „Kettlebell")
- ☐ Liegestützgriffe
- ☐ Fitnessband/loops
- ☐ Faszienball und -rolle
- ☐ Springseil
- ☐ Sport-Hula-Hoop-Reifen (#hullern)
- ☐ Fitness-Trampolin
- ☐ Stepper
- ☐ Fußfahrrad/Mini-Heimtrainer für unterm Tisch
- ☐ Stehschreibtisch-Aufsatz
- ☐ Gymnastikball oder Fitness-Hocker
- ☐ _____

Mein typischer Tagesplan mit eingetragenen Fitnessübungen:

Morgens vor der Arbeit:

8 Uhr:_____

9 Uhr: _____

10 Uhr:_____

11 Uhr: _____

12 Uhr: _____

13 Uhr: _____

In der Mittagspause: _____

14 Uhr: _____

15 Uhr: _____

16 Uhr: _____

17 Uhr: _____

Abends: _____

Ideen aus diesem Buch und andere Ideen, die ich für mehr Bewegung ausprobieren möchte:

_____

_____

_____

_____

_____

_____

MEIN LAUF-/WALK-/WORKOUTPLAN FÜR 8 WOCHEN

WOCHE	1	2	3	4	5	6	7	8
Anzahl längere Sporteinheiten (30 Min.)								
Anzahl kürzere Einheiten (10 Min.)								
An wie vielen Tagen?								

Mein individuelles Workout

ÜBUNG	SEITE IM BUCH

MEINE ZIELE FÜR DIE NÄCHSTEN 8 WOCHEN

Mein Ziel	Erreicht?
	☺ 😐 ☹
	☺ 😐 ☹
	☺ 😐 ☹
	☺ 😐 ☹
	☺ 😐 ☹
	☺ 😐 ☹
	☺ 😐 ☹
	☺ 😐 ☹

WORKOUT-VIDEOS

Zusätzlich zu den Übungen im Buch haben wir für dich online einige Komplettprogramme als Videos zusammengestellt. Nutze den QR-Code oder gib den unten genannten Link oben in die Adresszeile deines Browers ein, NICHT ins Suchfeld der Suchmaschine. Speichere ihn dir am besten in der Schnellstartleiste deines Browsers ab - dann ist deine nächste Sporteinheit nur einen Klick entfernt! http://more4u.online/KzD

Die folgenden sportlichen Herausforderungen erwarten dich:

FASZIENTRAINING

Mach vor allen Faszientrainings das **Faszien-Warm-Up** (Dauer: 1:24 Minuten). Du benötigst eine Matte und je nach Workout eine Faszienrolle, einen Triggerball und/oder gefüllte 0,5-l-Flaschen als Gewichte. Führe die Übungen sorgfältig und am besten barfuß aus.

* ✻ Übungsfolge bei Verspannungen (Dauer: 8:29 Minuten)
* ✻ Rückenproblemen vorbeugen (Dauer: 7:43 Minuten)
* ✻ Beweglichkeit und Stabilität im Rumpf (Dauer: 13:37 Minuten)

KLASSISCHES FITNESSTRAINING

Für die Fitnessprogramme benötigst du eine Matte, feste Sportschuhe und je nach Workout einen Basketball oder Medizinball, ein Fitnessband, einen Gymnastikball, Triggerbälle, eine lange Faszienrolle und/oder einen stabilen Stuhl.

* ✻ Stabiler Rücken (Dauer: 9:51 Minuten)
* ✻ Gesunder Rücken (Dauer: 15:52 Minuten)
* ✻ Bauch, Beine und Po (Dauer: 7:14 Minuten)
* ✻ Power für die Arme (Dauer: 7:33 Minuten)

* ✻ Intensiv-Workout (Dauer: 8:25 Minuten)
* ✻ Allround-Programm (Dauer: 7:31 Minuten)
* ✻ Abnehmen (Dauer: 15:37 Minuten)
* ✻ Intensives Dehnen (Dauer: 9:18 Minuten)

LAUFEN

Die hier gezeigten Laufübungen kannst du zum Aufwärmen vor einer Jogging-Einheit ausführen oder in einen Spaziergang, eine Walking- oder Laufeinheit einbauen, um diese intensiver zu gestalten.

* ✻ Lauf-ABC (Dauer: 3:34 Minuten)

YOGA

Hier kannst du dir den Sonnengruß in der im Buch gezeigten sowie in einer Variante für Fortgeschrittene anschauen. Außerdem findest du hier zwei kurze Meditationsanleitungen, mit denen du zwischendurch oder als Abschluss einer Yogaeinheit zur Ruhe kommen kannst.

* ✻ Sonnengruß I (Dauer: 3:29 Minuten)
* ✻ Sonnengruß II (Dauer: 9:21 Minuten)
* ✻ Zwei Meditationen (Dauer: 1:20/25 Minuten)

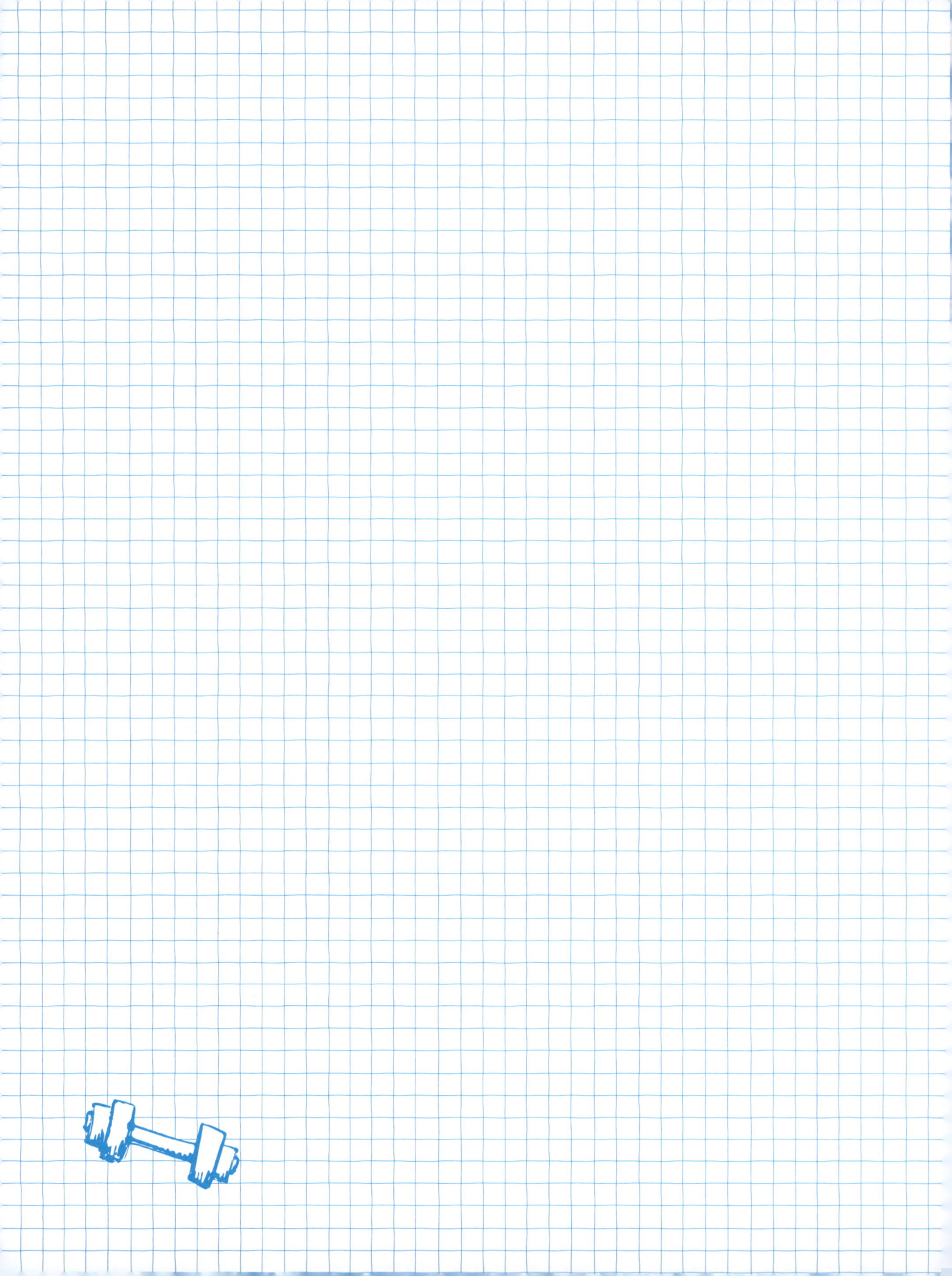

NACHWEISE

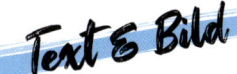

TEXTE
Susann Hempel (S. 9, Faszienübungen, SOS-Übungen), Kathrin Höller (S. 4/5, 8, 10–13, 15–17, 22/23, 32/33, 40/41, 78/79, 112/113, 115–117, 120–125), Maja Nett (Rezept S. 82 u. r.), Christina Wiedemann (Rezepte außer S. 82 u. r.), Christa G. Traczinsky u. Robert S. Polster (Rücken- und Bauch-Beine-Po-Übungen 10-Minuten-Workouts), Christa G. T raczinsky, Robert S. Polster, Barbara Klein, Jutta Schuhn und Michael Sauer (Yoga- und Atemübungen), NGV (alle weiteren)

ILLUSTRATIONEN
Fitness-Illustrationen: Tannaz Afchar nach Fotografien von Martin Ernst (S. 28–30, 36–38, 86, 87), Mathias Hangst (S. 19–21), Mike Harker (98/99, 102–109, 110 o. r., 110 u.) und Tilo Wiedensohler (S. 44–57, 98/99, 110 o. l., 111); Vanessa Weuffel nach Fotografien von Tilo Wiedensohler und Mathias Hangst (S. 24, 27, 34, 35, 3960–69, 72–77, 85, 88–91)

Sonstige Illustrationen: stock.adobe.com: © Anatoliy (Herz Sprücheseiten), © AngellozOlga (Karomuster), © far700 (Hantel), © Good Studio (Büroutensilien), © Mara Fribus (Textmarker-Wischer), © marylia17 (Büroutensilien, Pfeil S. 5), © Reneshia (korrekte Sitzhaltung S. 11), © sinoptic (Büroutensilien), © voinsveta (handgezeichnete Schlängellinie und Aufzählungssternchen, Herz S. 81, 83, 119);

Designed by Freepick: © dooder (Turnschuhe S. 6, 16, 116)

FOTOS
Studio Klaus Arras (S. 81–83), Matthias Hangst (S. 9, 93)

stock.adobe.com: © Alliance (S. 15), © Andrey Popov (S. 8 r., 23 l.), © AnnaStills (S. 18 u.), © Daisy Daisy (S. 18 o.), © deagreez (S. 17 u.), © djoronimo (S. 121), © Dudarev Mikhail (S. 33), © gpointstudio (S. 23 r.), © Ivan Kruk (S. 78), © Jacob Lund (S. 58), © JohanSebastian (S. 79), © Justin (S. 10 l.), © Leonardo (S. 122, 123 r.), © liderina (S. 117), © LIGHTFIELD STUDIOS (S. 84 r.), © michaelheim (S. 115), © Pavel Losevsky (S. 112), © Photographee.eu (S. 10 r.), © Pixel-Shot (S. 32 l., 41), © pressmaster (S. 8 l., 32 r., 43), © rh2010 (S. 84 l.), © Stephanie Albert (S. 40), © Subbotina Anna (S. 17 o.), © tbel (S. 120), © weyo (S. 123 l.), © Андрей Журавлев (S. 22)

Gestaltung und Satz: Sabine Vonderstein

Sportwissenschaftliche Beratung: Steffen Herzog, B.Sc. "Sport und Leistung", staatl. gepr. Sport- & Gymnastiklehrer

Redaktion: Beeke Janson

ES WIRD
NICHT
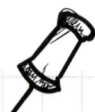
leichter.

DU
WIRST
besser!